JA 長野厚生連
長野松代総合病院
ダイエット科監修

1週間で痩せる！
自宅でできる
糖質制限
プログラム

JN154303

prologue

おいしく食べ、楽しく痩せられ、リバウンドしない！

こんにちは。長野松代《まつしろ》総合病院ダイエット科部長の前川智です。

私は２０１０年から、**食事療法・行動療法・運動療法を組み合わせた正しい減量プログラムを行う「ダイエット入院」**を実施しています。

これまで６００人以上の患者さんが入院し、減量に成功しました。

入院の対象となるのはＢＭＩ値（体重(kg)÷身長(m)÷身長(m)）が25以上で、さらに高血圧や脂肪肝などがあり**「肥満症」と診断された人だけ**です。いわゆる美容目的では入院できません。

プログラムの中で最も重視しているのは、食事です。私は**「糖質制限食」**を提唱しています。肥満と糖尿病は表裏一体の関係です。糖質を制限することにより、体に脂肪がたまるのを防ぐことができるのです。

Profile

前川智（まえかわさとし）

長野松代総合病院ダイエット科部長、消化器内科部長。2010年新潟労災病院勤務時より「ダイエット入院」を行う。日本肥満学会肥満症専門医・特例指導医。日本消化器内視鏡学会消化器内視鏡専門医・指導医。医学博士。

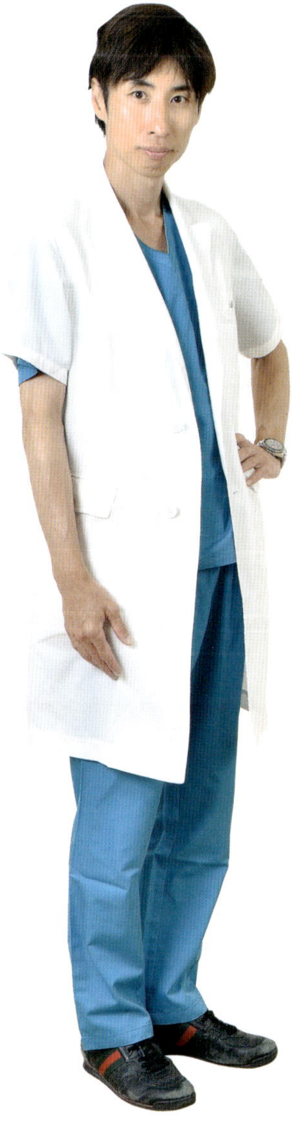

ダイエット入院は7泊8日で行います。興味はあっても、実際に入院するには時間に余裕のない人もいるでしょう。そこで本書では、**ダイエット入院と同様の効果を得られる方法**について、ご紹介します。

本気で痩せたい方、必見です。
一緒にがんばりましょう！

長野松代総合病院 ダイエット科とは こんなところ

日本では、生活習慣病と密接な関連をもつ「肥満症」を対象とする診療科は非常に少ないのが現状です。しかし、肥満症の患者さんは年々増加傾向にあります。

長野松代総合病院では、2017年にダイエット科を立ち上げ、肥満症専門医の前川医師を中心に、看護師、栄養管理部、リハビリテーション部、心療内科と連携し、チーム体制で患者さんの肥満改善、体重維持をサポートしています。県外からも患者さんがいらっしゃいます。

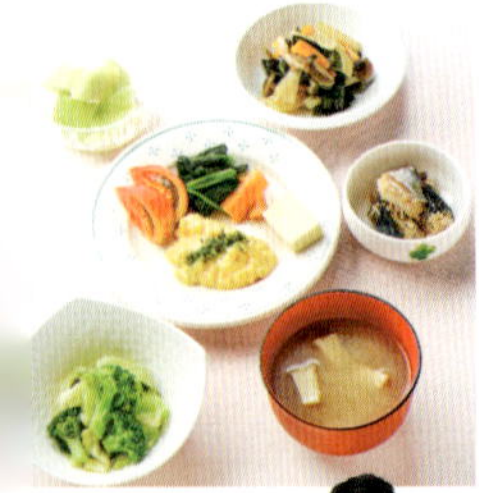

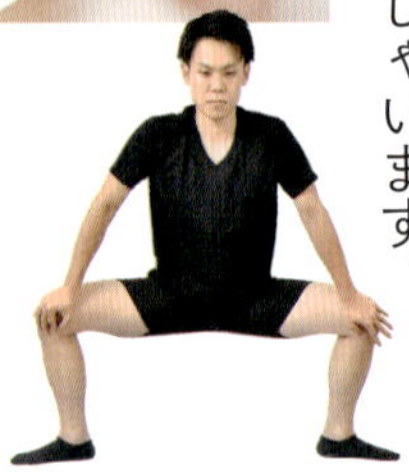

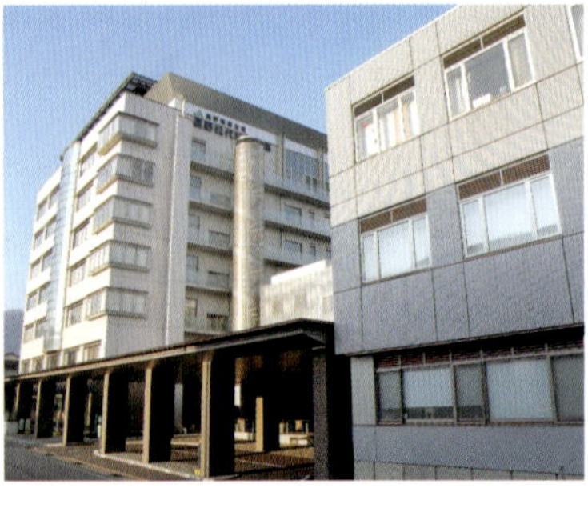

ダイエット入院とは？

糖質制限食を中心とした教育入院を行っています。7泊8日の入院期間に、食事療法・行動療法・運動療法・※薬物療法の4つの柱に従い、減量します。

※薬物療法は医師の指導のもと行われるため、本書では紹介いたしません。

入院中に行うこと

- ダイエット科担当の前川医師による講義
- 糖質制限食について参考本で自主学習
- 管理栄養士による栄養指導
- リハビリテーション部の理学療法士による運動指導
- 心療内科医師による診察（希望者）
- 医師をはじめとするスタッフとの昼食会

入院中の生活はダイエット科専属の看護師がサポート！

退院後、半年までは月1回、半年～2年までは3か月に1回、外来での診察で経過をフォロー。患者さんのダイエット継続をサポートします。

実施日

毎月第2週目の木曜日から7泊8日での入院です。（都合により変更となることがございます）

医療費

健康保険が適用されます。詳しくはお問い合わせを。

内視鏡的胃内バルーン留置術とは

100kgを超えるような高度肥満の方は、食事療法だけでは理想体重に達しない場合があります。そういう方から希望がある場合には「内視鏡的胃内バルーン留置術」を行うこともできます。胃内にシリコン製のバルーンを入れ、バルーン内部を生理食塩水で満たし、胃内に6か月留置することで、体重減少効果が期待できます。入院期間は2泊3日、健康保険は適用されず自費診療となります。

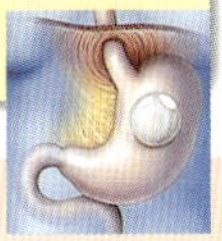

問い合わせ先

JA長野厚生連
長野松代総合病院ダイエット科

〒381-1231
長野県長野市松代町松代183
☎026-278-2031（代表）
FAX 026-278-9167
http://www.nagano-matsushiro.or.jp

CONTENTS

Prologue

PART 2 糖質制限の食事

入院して健康的に痩せました！

長野松代総合病院
ダイエット科

入院体験談

1週間の入院で約3～6kgの減量に成功し、退院後も減量続行中という方々に、入院生活について聞きました！

体験談 1

長年、
血圧や血糖値が
改善しなくて
悩んでいました。

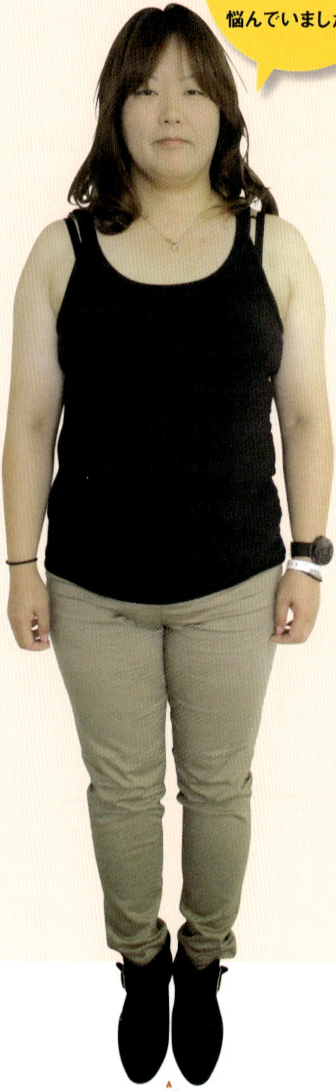

酒井良子さん
47歳（入院時）

身長　161㎝

入院時の健康状態

肥満症の合併疾患として、糖尿病、高血圧、脂質異常症、脂肪肝、逆流性食道炎

ダイエット歴

サプリメントや運動系などさまざまなダイエットを試みるも失敗に終わる。

入院に至る経緯

出産後に体重が戻らず、さらにハードワークで食生活が乱れ、体重の増加とともに血圧や血糖値の数値が悪化し、痩せれば改善するかもということでダイエット科を紹介されました。仕事が休めず迷いましたが、入院中も両立できる方法を相談でき、安心して入院を決意しました。

Before
入院前
77.6kg
（2017年12月）

入院生活をふり返って

私の場合、入院までに少し時間があり、その間外来でできることを教えていただいたのですが、それだけでまず7kgくらい落ちました。入院生活は、体調が悪いわけではないので、苦痛はまったくなく、とても楽しくあっという間で有意義な合宿のようでした。前川先生の講義はわかりやすく、テストがあったので必死で復習しましたし(笑)、食事を実際に食べて学べるのがとても参考になりました。1週間は、糖質制限が自然とできるようになるにはちょうどよい期間だと感じました。講義がないときなどは自由なので、運動がてら歩いて温泉に行ったりして楽しかったですね。そして、何より一緒に入院した仲間との時間は貴重でした。今でもつながっていて、糖質の話や情報交換をよくしています！

入院前と退院後で変わったことは？

一番は、自分のことをしっかり振り返ることができるようになったこと。今までは忙しさを理由に棚に上げてましたので……。毎日の食生活や行動で、これをしたらどうなるかというのが、入院中の講義のおかげで頭に叩き込まれていて、それが行動や気持ちのストッパーとなっています。そして、痩せた結果、入院前に飲んでいた糖尿病や高血圧、脂質異常症などの5種類の薬がゼロになりました！

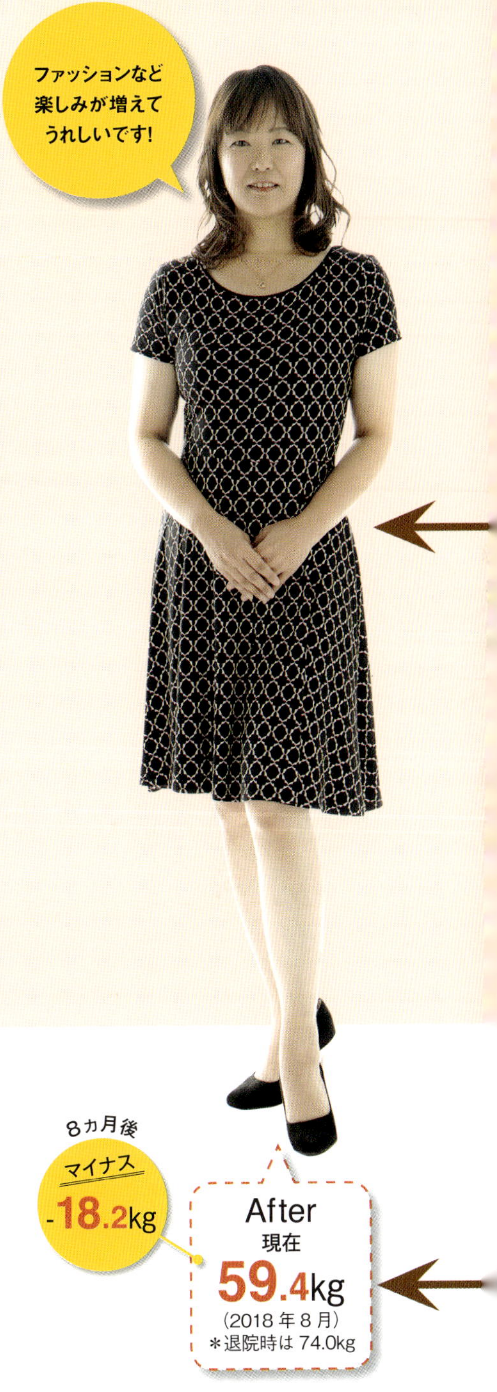

ファッションなど
楽しみが増えて
うれしいです!
8カ月後
マイナス
-18.2kg
After
現在
59.4kg
(2018年8月)
＊退院時は74.0kg

体験談 2

肝臓の数値が
20代では
ありえないレベル
でした。

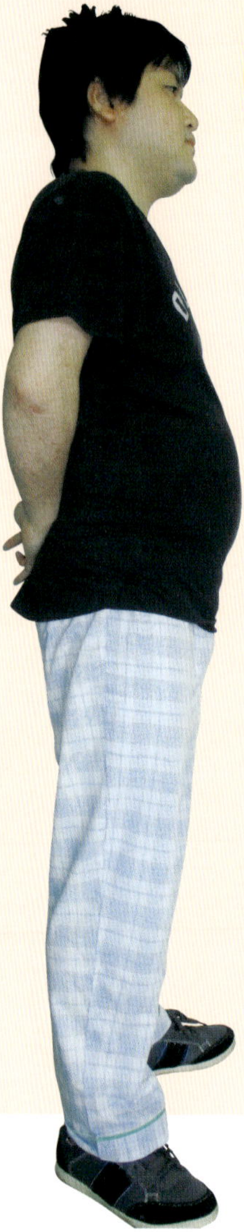

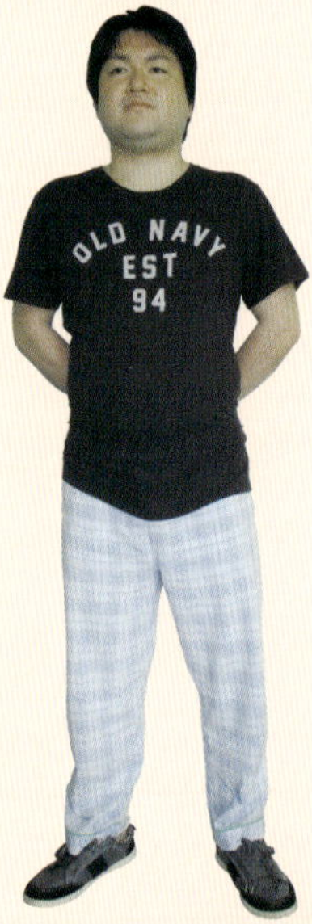

松本知也さん

27歳（入院時）

身長　171㎝

入院時の健康状態

肥満症の合併疾患として、脂肪肝

ダイエット歴

学生の頃、体をしぼるために1日のうち1食をゼリー飲料のみにして1日3kmランニングという生活を2〜3週間行い成功するが、その後太り始めてからはダイエットにトライできずにいた。

Before
入院前
87.6kg
（入院前2017年11月）

入院に至る経緯

社会人になってからストレスで夜遅くにたくさん食べたり、スナック菓子や甘いお菓子をかなり食べるようになって、気がつくと肝臓の数値が20代としては異常なレベルに。このままでは肝硬変や肝臓がんになるということでダイエット科を紹介されました。一人ではダイエットをする自信がなく、半分強制的なものを求めていた節もあり、入院を決めました。

入院生活をふり返って

入院中の前川先生の講義は目からウロコでした。今までは、ひたすらカロリーのみを気にして、糖質を控えるということは考えていませんでした。炭水化物＝糖質＋食物繊維というのも知らなかったレベルです。糖質過多が体に及ぼす影響をきちんと理解できたので、なんとなくダイエットをするのとはまったく意識が違ったように思います。病院での食事は、こんなに食べていいのかと驚いたのを覚えています。主食がないだけでおかずは充分で満足できました。1週間はあっという間で、順調に体重が落ちるのが楽しく、入院生活をまだ続けたいと思ったほどです。そして、同期入院の仲間とは、食事のたびに顔を合わせては、どれだけ痩せたか、どれだけ運動したかを報告しつつ仲良くなって楽しかったですし、負けず嫌いな自分はみんなより多めに運動しようとか、刺激も受けました。

入院前と退院後で変わったことは？

入院で、自分がいかにひどい食生活を送っていたかを理解できたので、本当に大きく意識が変わりました。買い物のときも、栄養成分表示を必ず見るようになりましたし、食事だけでなく運動もしようと思い、コンスタントにジムに通うようにもなりました。しっかり続けていれば結果が現れるので、ダイエットが苦ではなくなっています。毎日体重計に乗って記録もつけています。

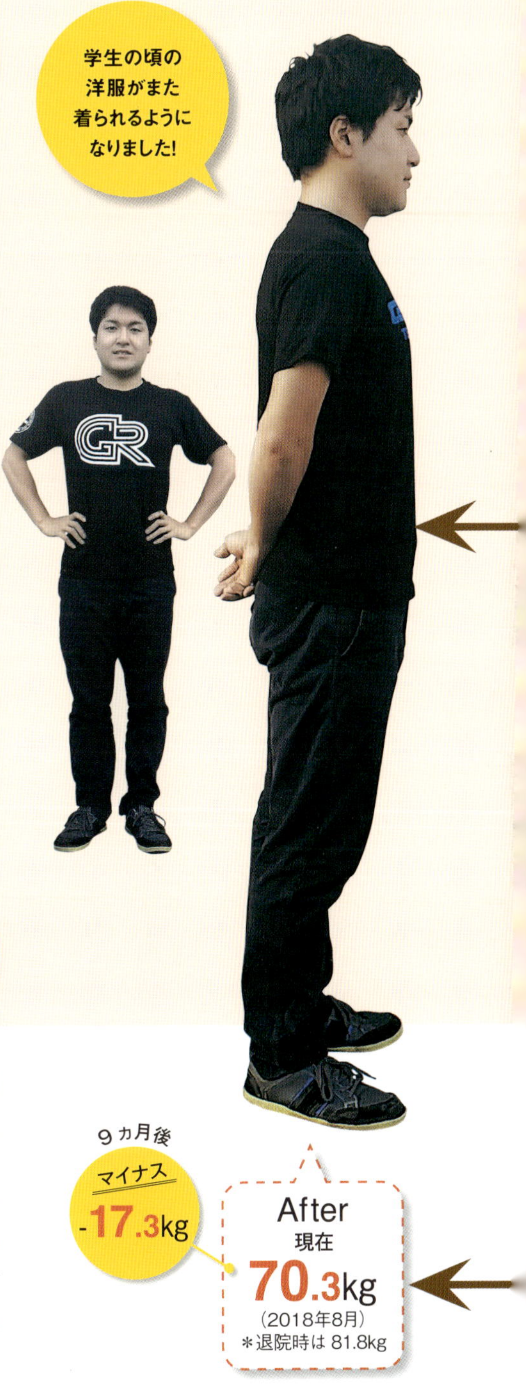
学生の頃の
洋服がまた
着られるように
なりました!
9カ月後
マイナス
-17.3kg
After
現在
70.3kg
(2018年8月)
＊退院時は 81.8kg

体験談3

内臓機能の
悪化だけでなく
膝の負担も
マックスでした。

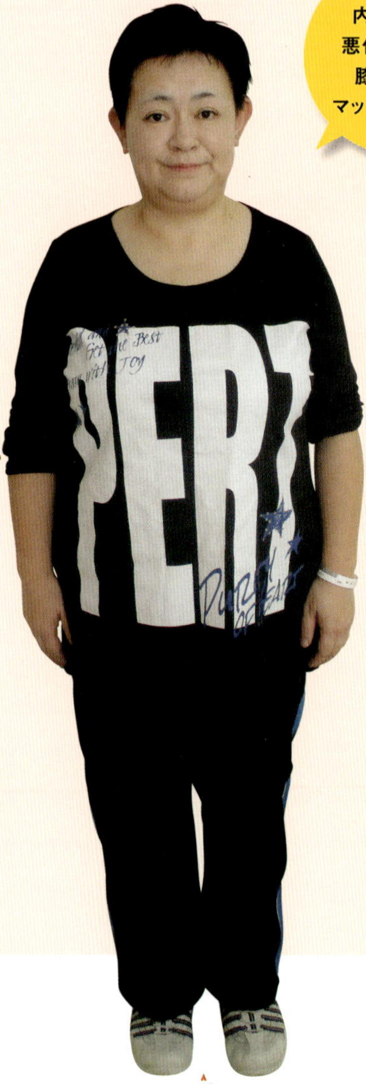

Before
入院前
80.1kg
（入院前2018年1月）

高野博美さん
50歳（入院時）

身長　153㎝

入院時の健康状態

肥満症の合併疾患として、高血圧、脂肪肝、境界型糖尿病、変形性膝関節症

ダイエット歴

リンゴダイエットやバナナダイエットはすぐ飽きてしまい、カロリー制限は計算が面倒で挫折、サプリ系やヨガ・プールなどは金銭的負担が大きく続かず失敗。

入院に至る経緯

就職してから間食や飲酒が多くなり、体重30kg増に加えて血圧や肝機能にも影響が出始めました。ダイエットにトライしてもリバウンドを繰り返すなか、職場での転倒がきっかけで近所の整形外科を受診したところ、変形性膝関節症と診断されました。通院治療するも症状は悪化し、痛みのため仕事を退職。膝の負担軽減のためダイエット入院を勧められました。

入院生活をふり返って

前川先生の講義から、肥満の原因や問題点といった基礎はもちろん、今の自分を知り今後どうしたらよいか目標を立てて見通しをもつ大切さを知りました。自分に適した食事（食材、調理法、量）や運動を学び、退院後にも実践できるようになったと思います。入院の1週間は、今までの食生活を離れ、糖質制限食になじむことができ、「今度こそダイエットを成功させて健康を取り戻す」という決意を固めるのに必要な時間でした。看護師さんのサポートも大きかったです。少しの体重の変化を一緒に喜んでくれ、今までの事例など情報も提供していただきました。そして、入院生活を共に過ごした同期入院の仲間とは今でも連絡を取り合い、近況報告や相談、励まし合いをしています。同じ悩みや目的をもつ仲間と一緒に学びながらの入院生活は、部活のようで楽しかったです。

入院前と退院後で変わったことは？

食生活では、自分に適したものを選び、適量食べることを意識するようになりました。運動も、近所の整形外科へリハビリも兼ねて週1回のペースで通っています。ダイエット科は退院後も外来でフォローしてもらえるので、月1回の診察を目処に目標体重を設定し、「絶対痩せる」を継続できています。くじけそうなときは、同期と連絡を取り合って決意を新たにしています！

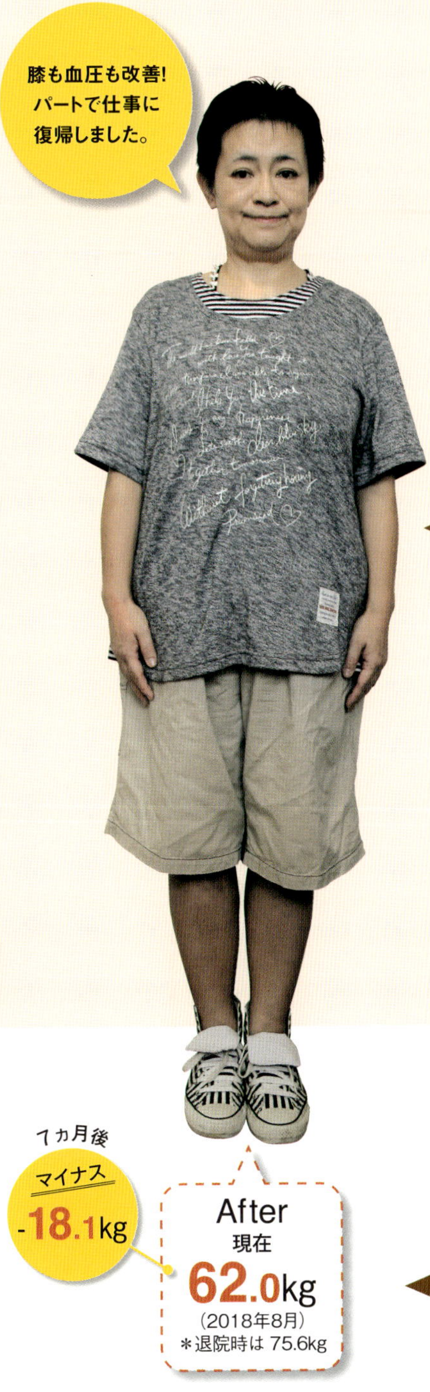
膝も血圧も改善！
パートで仕事に
復帰しました。
7ヵ月後
マイナス
-18.1kg
After
現在
62.0kg
（2018年8月）
＊退院時は 75.6kg

体験談 4

前川先生の
「確実に痩せられる」
という言葉を
信じました。

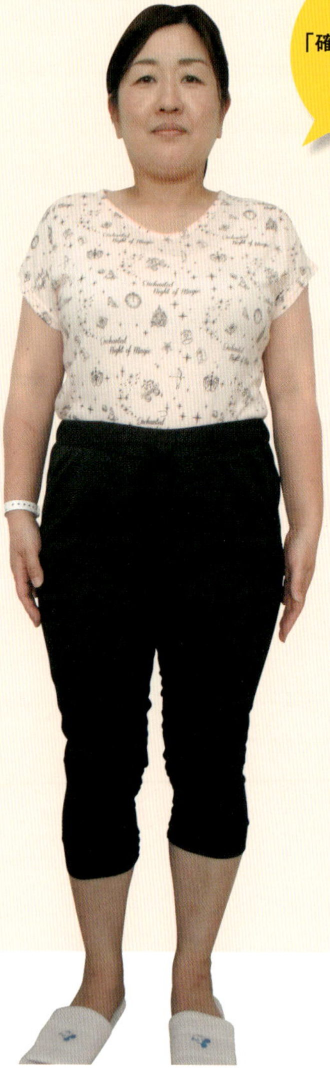

Before
入院前
67.7kg
（入院前2018年4月）

篠原静江さん
42歳（入院時）

身長 158㎝

入院時の健康状態

肥満症の合併疾患として、脂肪肝

ダイエット歴

野菜から食べる“サキベジ”にトライするも、1日350gの野菜を食べるのが苦痛で、しかも突然大量の生野菜を食べたことで体調を崩し、ドクターストップ。

入院に至る経緯

職場の健康診断では毎年体重が右肩上がりでしたが、去年、肝機能（ALT）の数値が突然2倍になり、肥満による影響ではないかとの所見が。そこでダイエットを決意してネットで情報収集すると、長野松代総合病院のダイエット科がヒットし、さっそく受診予約をしました。前川先生から「外来より入院の方が確実に痩せられる」と聞き、その言葉を信じて入院することに。

入院生活をふり返って

糖質制限について知っていたことも多少はありましたが、前川先生の講義は先生自身が実際に経験したことや今までの実績に基づいた話だったので、本を読んで知るよりもはるかにわかりやすかったです。口だけで言ってるわけではなく、私たち患者の気持ちも理解してくれていると感じました。講義のなかで、炭水化物=糖質+食物繊維というのは頭の中にしっかりと叩き込まれましたし、「朝ごはん、昼ごはん、夜ごはん」と言うと、ごはんを食べないといけない気持ちになるから「朝食、昼食、夕食」と言った方がよい、というお話や、食べたくなければ3食きっちり食べなくてもよいというのは、印象に残りました。先生のお話は、ずっと聞いていたいと思うほど、よい勉強になりました。また、同期入院の仲間とは、目的が同じというのもあって仲良くなり、毎日どれくらい体重が減ったかなど、会話しながら楽しく過ごせました。退院後も、勝手に先生の名前を拝借して“前川チルドレン”という名前のLINEグループを作り、今でも励まし合ったり情報交換をしています。

入院前と退院後で変わったことは？

入院前は、食べたいものを買って好きなだけ食べていましたが、退院後は食品を買うときに必ず栄養成分表示を見て、糖質量をチェックするクセがつきました。

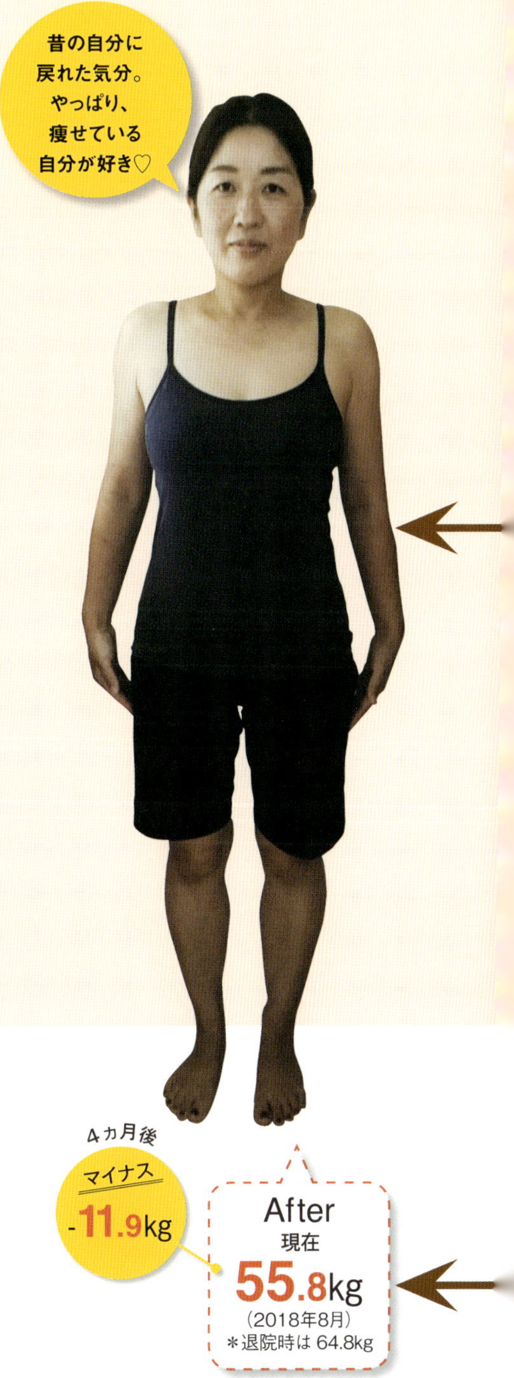
昔の自分に
戻れた気分。
やっぱり、
痩せている
自分が好き♡
4カ月後
マイナス
-11.9kg
After
現在
55.8kg
(2018年8月)
＊退院時は 64.8kg

Check!

糖質依存かどうかがわかる!

炭水化物中毒診断テスト

回答欄の「はい・いいえ」に○をつけてください。

1	昼下がりに疲れが出る、あるいはおなかが空く	はい・いいえ
2	食後のデザートを食べ終わっても、もっとデザートが欲しくなる	はい・いいえ
3	甘いものやデンプン質の物、スナック菓子を食べ始めるとなかなか止められない	はい・いいえ
4	デザート抜きの豪勢な食事よりも、普通の食事にデザートをつけたほうがよい	はい・いいえ
5	きちんと食事をとったあと、もう一食ぐらい食べられるような気がすることがある	はい・いいえ
6	肉と野菜だけの食事では満足できない	はい・いいえ
7	疲れているとき、ケーキやクッキーを食べると気分が回復する	はい・いいえ
8	じゃがいも、パン、パスタ、デザートなどが食卓に並んでいると、野菜を食べようと思わない	はい・いいえ
9	ごはん、パン、パスタ、じゃがいも、デザートなどを食事でとったあとに、強い眠気に襲われることがある	はい・いいえ

10	自分が食事をしていないときに、他の人が食べていると落ち着かない	はい・いいえ
11	夜食を食べないと眠れないときがある	はい・いいえ
12	夜中に目が覚め、何か食べないと眠れないときがある	はい・いいえ
13	友人宅で夕食をいただく予定があっても遅くなる可能性があるので、少し食べてから行く	はい・いいえ
14	隠れて食べることがある	はい・いいえ
15	レストランで、料理が運ばれてくる前にパンを食べすぎてしまう	はい・いいえ

出典：アカデミアジャパン株式会社「低炭水化物ダイエットのすべて」を一部前川医師により改変

診断結果　「はい」の数はいくつですか？

0～3個… 危険性はあまりありません。

4～5個… 軽度の炭水化物中毒の可能性があります。セルフコントロールが比較的簡単な段階ですので、早めに対処を。

6～9個… 中度の炭水化物中毒の可能性があります。食事内容を見直して、どんなものを食べていると太るかを意識しましょう。

10～15個… 重度の炭水化物中毒の可能性があります。糖質を減らして減量に励みましょう。

Check!

食生活の「ズレ」や「クセ」がわかる！

食行動質問票

以下の問いの当てはまる点数に◯をつけ、
男性はP21、女性はP22に回答(点数)を記入してください。

1＝そんなことはない　2＝ときどき、そういうことがある
3＝そういう傾向がある　4＝全くその通りだ

		点数			
1	早食いである	1	2	3	4
2	太るのは、甘い物が好きだからだと思う	1	2	3	4
3	コンビニをよく利用する	1	2	3	4
4	夜食をとることが多い	1	2	3	4
5	冷蔵庫に食べ物が少ないと落ち着かない	1	2	3	4
6	食べてすぐ横になるのが太る原因だと思う	1	2	3	4
7	宴会・飲み会が多い	1	2	3	4
8	人から「よく食べるね」と言われる	1	2	3	4
9	空腹になるとイライラする	1	2	3	4
10	風邪をひいてもよく食べる	1	2	3	4
11	スナック菓子をよく食べる	1	2	3	4
12	料理があまるともったいないので食べてしまう	1	2	3	4
13	食後でも好きなものなら食べられる	1	2	3	4
14	濃い味好みである	1	2	3	4
15	おなかいっぱい食べないと満足感を得られない	1	2	3	4
16	イライラしたり心配事があるとつい食べてしまう	1	2	3	4
17	夕食に品数が少ないと不満である	1	2	3	4

大隈和喜，大隈まり：肥満症の治療法　精神療法—行動修正療法．日本臨床，61（増刊）：631-639．を一部前川医師により改変

18	朝が弱い夜型人間である	1	2	3	4
19	麺類が好きである	1	2	3	4
20	連休や盆、正月はいつも太ってしまう	1	2	3	4
21	間食が多い	1	2	3	4
22	水を飲んでも太るほうだ	1	2	3	4
23	身の回りにいつも食べるものを置いている	1	2	3	4
24	他人が食べているとつられて食べてしまう	1	2	3	4
25	よく噛まない	1	2	3	4
26	外食や出前が多い	1	2	3	4
27	食事の時間が不規則である	1	2	3	4
28	外食や出前を取るときは多めに注文してしまう	1	2	3	4
29	食事のメニューは和食よりも洋食が多い	1	2	3	4
30	ファストフードをよく利用する	1	2	3	4
31	何もしていないと、つい食べてしまう	1	2	3	4
32	たくさん食べてしまったあとで後悔する	1	2	3	4
33	食料品を買うとき、必要量よりも多めに買っておかないと気がすまない	1	2	3	4
34	くだものやお菓子が目の前にあるとつい手が出てしまう	1	2	3	4
35	一日の食事で一番豪華で量が多いのは夕食だ	1	2	3	4
36	太るのは運動不足のせいだ	1	2	3	4
37	夕食をとるのが遅い	1	2	3	4
38	料理は多めに作らないと気がすまない	1	2	3	4
39	空腹を感じると眠れない	1	2	3	4

Check!

		点数			
40	菓子パンをよく食べる	1	2	3	4
41	口いっぱい詰め込むように食べる	1	2	3	4
42	他人よりも太りやすい体質だと思う	1	2	3	4
43	炭水化物が好きである	1	2	3	4
44	スーパーなどでおいしそうなものがあると、予定外でもつい買ってしまう	1	2	3	4
45	食後すぐでも次の食事のことが気になる	1	2	3	4
46	ビールをよく飲む	1	2	3	4
47	ゆっくり食事をとる時間がない	1	2	3	4
48	朝食をとらない	1	2	3	4
49	空腹や満腹感がわからない	1	2	3	4
50	お付き合いで食べることが多い	1	2	3	4
51	それほど食べていないのに痩せない	1	2	3	4
52	甘い物に目がない	1	2	3	4
53	食前にはお腹が空いていないことが多い	1	2	3	4
54	毎日同じメニューが多い	1	2	3	4
55	食事のときは食べ物を次から次へと口に入れて食べてしまう	1	2	3	4

診断結果グラフ記入例

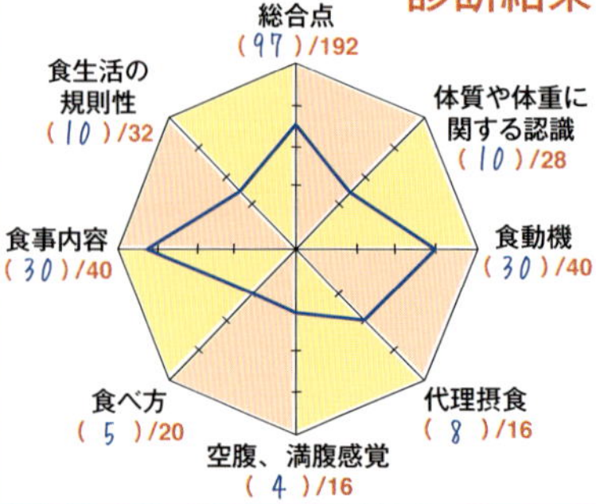

総合点
(97)/192
体質や体重に関する認識
(10)/28
食動機
(30)/40
代理摂食
(8)/16
空腹、満腹感覚
(4)/16
食べ方
(5)/20
食事内容
(30)/40
食生活の規則性
(10)/32

診断結果で出た各項目の合計点と、それを合わせた総合点をグラフに書き込み、例のようにダイアグラムを完成させましょう。合計点の多い項目があなたの食行動の「クセ」や「ズレ」が大きい項目です。自分の食行動や食生活の問題を認識し、ダイエットに役立てましょう。

男性用

診断結果

各項目の点数を合計しましょう

項目	番号	点数
体質や体重に関する認識	2	
	6	
	10	
	22	
	36	
	42	
	51	
合計		
食動機	12	
	13	
	24	
	28	
	33	
	34	
	38	
	44	
	45	
	50	
合計		

項目	番号	点数
代理摂食	5	
	16	
	23	
	31	
合計		
空腹、満腹感覚	9	
	15	
	32	
	53	
合計		
食べ方	1	
	8	
	25	
	41	
	55	
合計		

項目	番号	点数
食事内容	11	
	14	
	26	
	29	
	30	
	40	
	43	
	46	
	52	
	54	
合計		
食生活の規則性	4	
	7	
	20	
	21	
	27	
	35	
	37	
	47	
合計		

総合点

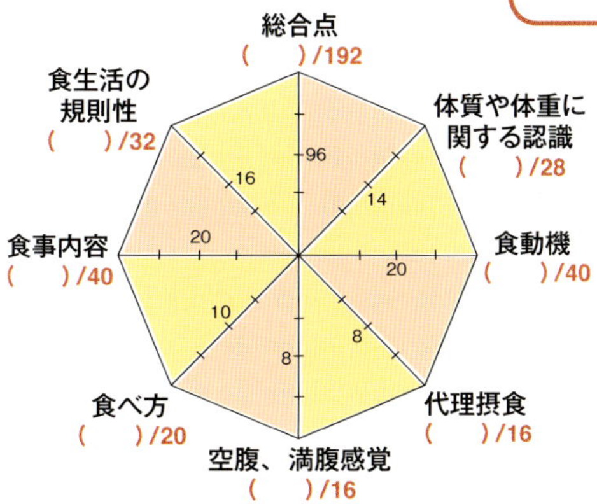

Check!

女性用

診断結果

各項目の点数を合計しましょう

項目	番号	点数
体質や体重に関する認識	2	
	6	
	10	
	22	
	36	
	42	
合計		
食動機	12	
	13	
	17	
	24	
	28	
	33	
	38	
	44	
	50	
合計		

項目	番号	点数
代理摂食	5	
	16	
	23	
	31	
合計		
空腹、満腹感覚	9	
	15	
	32	
	39	
	49	
	53	
合計		
食べ方	1	
	8	
	25	
	41	
	55	
合計		

項目	番号	点数
食事内容	3	
	19	
	26	
	30	
	40	
	43	
	46	
	54	
合計		
食生活の規則性	4	
	18	
	20	
	21	
	27	
	35	
	37	
	48	
合計		

総合点

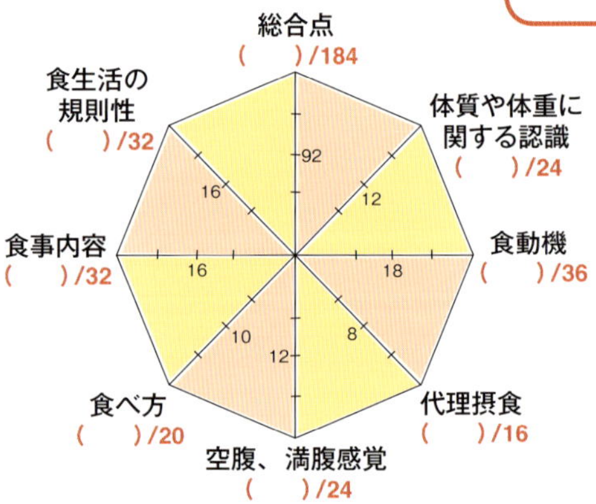

Part 1

糖質制限ダイエットが効果的な理由

理由 その 1

なぜ、太っていてはいけないのか

医師が肥満の人に痩せるよう勧めるのは、
ちゃんと理由があるのです。

この本を読んでいる方は「痩せたい」と思っている方でしょう。なかには、健康診断などでメタボリック症候群を指摘され、医師から「痩せたほうがいい」と言われた方もいらっしゃるでしょう。

どうして医師は「痩せたほうがいい（または、痩せなさい）」と言っていると思いますか？ 見た目の問題？ 着たい洋服が着られなくなるから？ いいえ、違います。**肥満になると、驚くほどたくさんの病気をまねく可能性がある**からなのです。

肥満のリスクは実にさまざま。もっとも注目されているのは、**糖尿病、高血圧、脂質異常症**などの生活習慣病です。そのほかにも**心臓や膝・腰に負担**がかかったり、**睡眠時無呼吸症候群**を発症したりすることもあります。

左ページの表をご覧ください。肥満の人は、そうでない人に比べて発がんリスクが上昇することも医学的に証明されています。このように、肥満であることは**百害あって一利なし**なのです。

Point!

糖尿病、高血圧、脂質異常症、がん、心臓病…肥満はいろいろな病気を引き起こす要因! 痩せればリスクは下げられる。

肥満による発がんリスクの上昇

肥満の人は、そうでない人よりも消化器がんの発症リスクが高い。

女性	消化器がん	男性
2.6倍	食道がん	1.9倍
ー	胃がん	1.9倍
2.6倍	肝臓がん	4.5倍
2.6倍	胆嚢がん	1.8倍
2.6倍	すい臓がん	2.6倍
2.6倍	大腸がん	1.8倍

Calle EE,et al.Overweight,obesity,and mortality from cancer in a prospectively studied cohort of U.S.adults. N Engl J Med:348:1625-38.2003 より引用改変

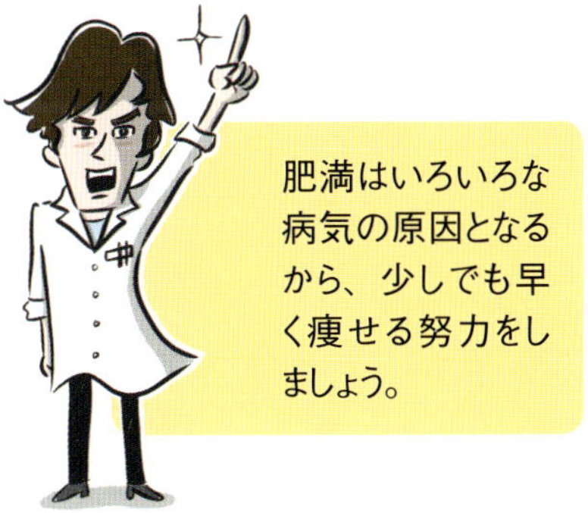
肥満はいろいろな病気の原因となるから、少しでも早く痩せる努力をしましょう。

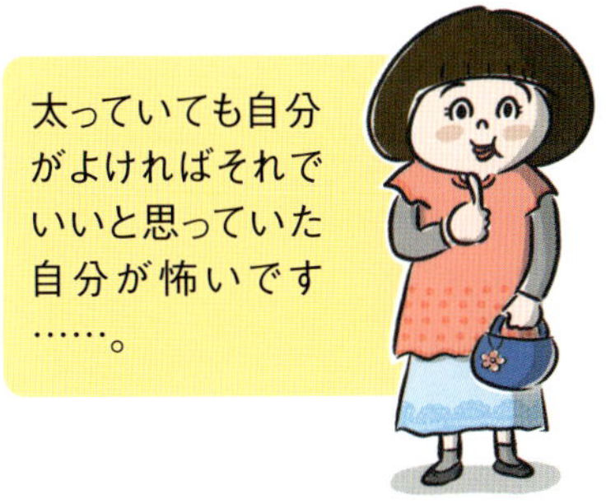
太っていても自分がよければそれでいいと思っていた自分が怖いです……。

理由 その 2

肥満症とはなにか

肥満症は立派な病気です。
気になる方は病院で検査しましょう。

肥満症とは、**肥満であるうえに糖尿病、脂質異常症、高尿酸血症などさまざまな健康障害が引き起こされた状態**のことです。健康障害がなくても内臓脂肪の量によっては肥満症と診断されます。ただ太っているだけでは、肥満症とはいいません。

肥満かどうかは、BMI値をもとに判定します。体重（kg）÷（身長（m）×身長（m））＝25以上の場合を肥満とします。

肥満症の原因は、暴飲暴食など食生活の乱れが一番の原因です。摂取エネルギーが消費エネルギーを超えると、**余剰エネルギーが脂肪として体内に蓄積**されてしまいます。脂肪はエネルギーを蓄えたり、内臓を保護したり、生命維持活動には大切な役割をしていますが、増えすぎると健康障害を引き起こすのです。

また、加齢とともに基礎代謝量が減少するため、体脂肪は増える傾向にあります。「若い頃と同じ食事量なのに太った」という方がよくいますが、年齢を重ねるとともに、食事も見直す必要があります。

Point!

BMIが25以上の人は肥満！　さらに何かしらの健康障害がある人は肥満症の可能性大！

肥満症診断のフローチャート

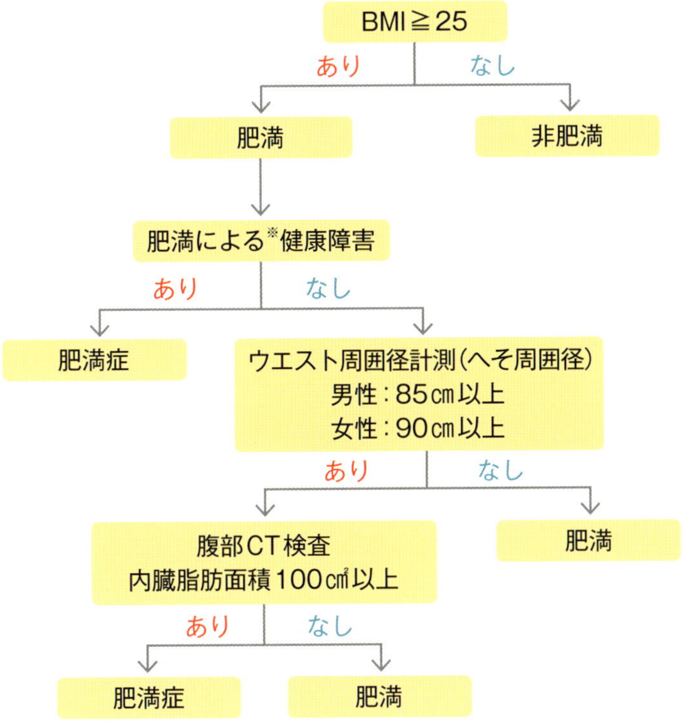
BMI≧25
あり
なし
肥満
非肥満
肥満による※健康障害
あり
なし
肥満症
ウエスト周囲径計測（へそ周囲径）
男性：85㎝以上
女性：90㎝以上
あり
なし
腹部CT検査
内臓脂肪面積100㎠以上
肥満
あり
なし
肥満症
肥満

※2型糖尿病、脂質異常症、高血圧、高尿酸血症、冠動脈疾患、脳梗塞、脂肪肝、睡眠時無呼吸症候群、変形性関節症など

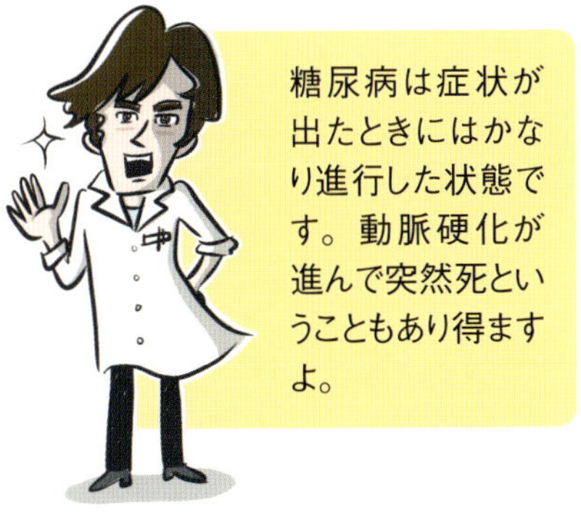
糖尿病は症状が出たときにはかなり進行した状態です。動脈硬化が進んで突然死ということもあり得ますよ。

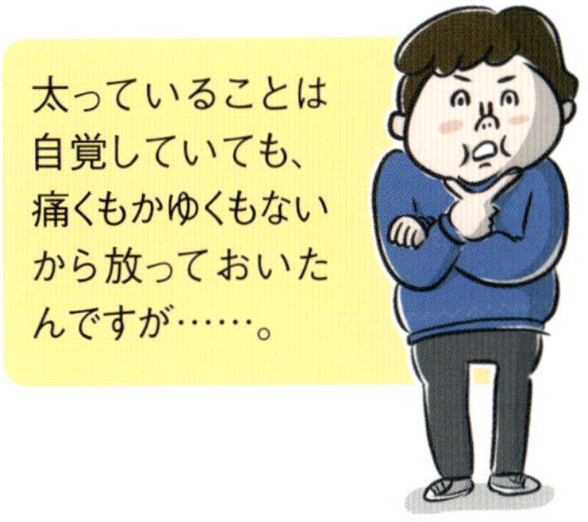
太っていることは自覚していても、痛くもかゆくもないから放っておいたんですが……。

理由 その 3

どんな減量が効果的か

一刻も早く痩せたい！
では、どんな方法が効果的か伝授します。

ここまで読んで、肥満症の怖さがわかったかと思います。そして少しでも早く痩せたいと思っていることでしょう。どうしたら痩せられるのか、リバウンドせずにいられるのか、本書では具体的にお教えします。

　まずはなんといっても、**食事を見直す**ことです。好きなものを好きなだけ食べていませんか？　1日3食白いごはんを食べて、さらにおやつを食べ、喉が乾いたらジュースを飲んでいませんか？　飲み会のあとにシメのラーメンを食べていませんか？　チャーハンに餃子をつけたり、パスタとパンを一緒に食べたりしていませんか？　あなたが**普通だと思っていた食生活を見直す**必要があります。これは、**食事療法＋行動療法**です。

　ここに**運動療法**をプラスします。P26で摂取エネルギーが消費エネルギーを超えると体脂肪が蓄積するというお話をしました。肥満症の人は、これまで運動する習慣がなかったのでしょう。そんな人でも気軽にできる運動も本書では紹介します。

Point!

毎日の食事を見直すことが一番大切。好きなものを好きなだけ食べていた生活とは、今日でおさらば!

減量できてリバウンドしない方法

● 食事療法

食事で糖質を制限する。炭水化物（ごはん、麺類、パンなど）を減らし、そのぶん野菜やたんぱく質を摂る。砂糖の入ったものも食べない。

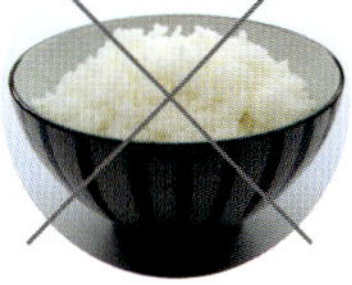
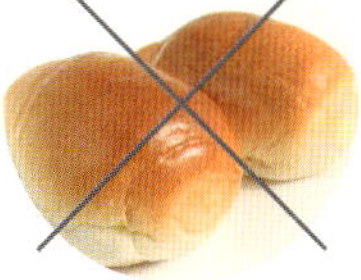
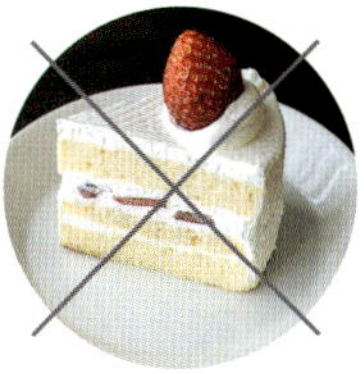

● 行動療法

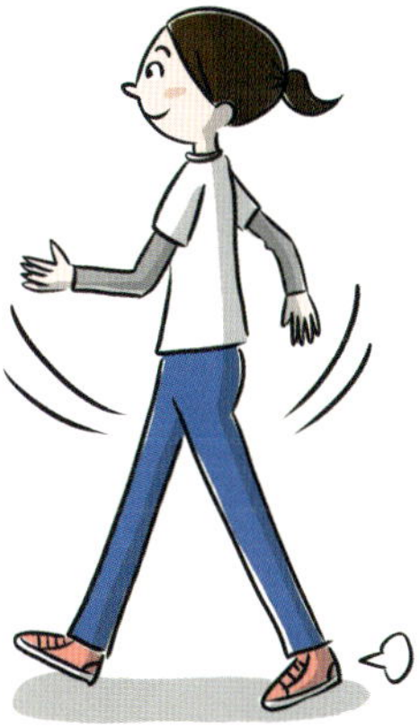

食べ物に対する考え方や行動を変える。太ったのは、太る食べ方をしているから！それを改善すれば、リバウンドしない。

● 運動療法

急に激しい運動をしても続かない。それをやめたらリバウンドする。確実に続けられる方法で。

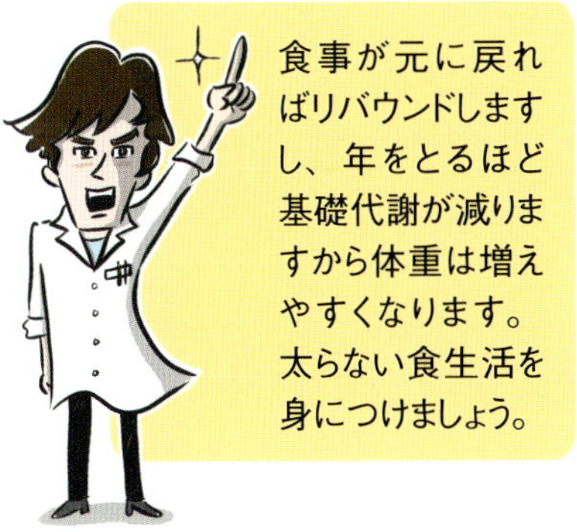
食事が元に戻ればリバウンドしますし、年をとるほど基礎代謝が減りますから体重は増えやすくなります。太らない食生活を身につけましょう。

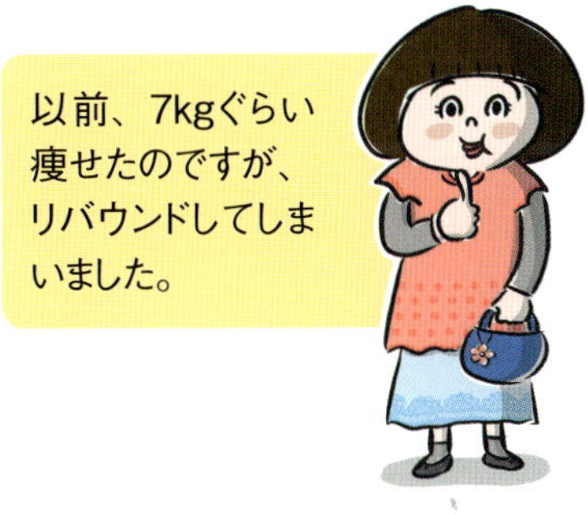
以前、7kgぐらい痩せたのですが、リバウンドしてしまいました。

理由 その4

糖質制限食とはなにか

病院で実施している正しい糖質制限食を教えます。

従来、肥満症に対する食事療法は、「カロリーを減らす」「脂っこいものはNG」という「カロリー制限食」が提唱されていました。1日当たりの適正なエネルギー量は、25～30㎉×体重（60kgの人なら1500～1800㎉）です。カロリー制限食では、エネルギー量のうち糖質（炭水化物※）は約55～60%、タンパク質は約20～25%、脂質は約20%という栄養バランスで食事を組み立てます。これは全て計算しなければならないので、毎日毎食きちんとやるのは大変です。

そこに登場したのが**「糖質制限食」**。端的に言えば、**「主食（糖質）を抜いておかずをたくさん食べる食事」**です。エネルギー量のうち、糖質を30%以下に設定する以外は、タンパク質、脂質ともに制限を設けません。**計算するのは糖質だけ**でよいのです。それならできると思いませんか？ 糖質制限食の登場は、ダイエットの常識を覆す革命でした。カロリー制限食で肥満症が解消されなかった人たちが、健康を取り戻したのです。

Point!

計算が不要な糖質制限食は、めんどくさがりの人でも簡単に始められる。継続できる。

※炭水化物は糖質＋食物繊維です。

カロリー制限食と糖質制限食

従来のカロリー制限食は…

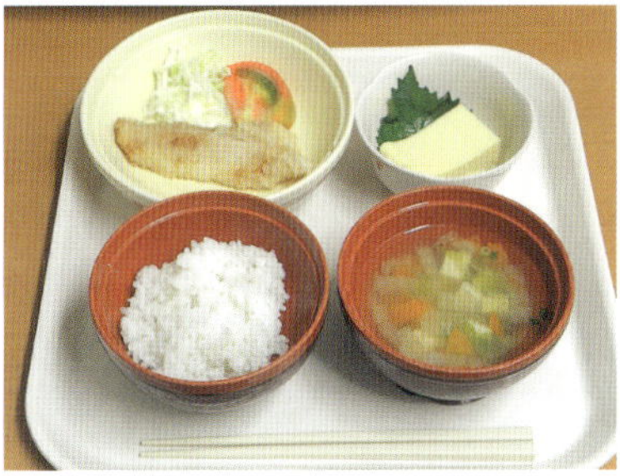

糖質　**60**%
脂質　**20**%
たんぱく質　**20**%

- 糖質の割合が食事の６割を占める
- カロリー・脂質制限で計算が大変!
- 満足感のない食事
- アルコールも制限される

★食後に血糖値が上昇
★追加で分泌されるインスリンが大量

糖質制限食は…

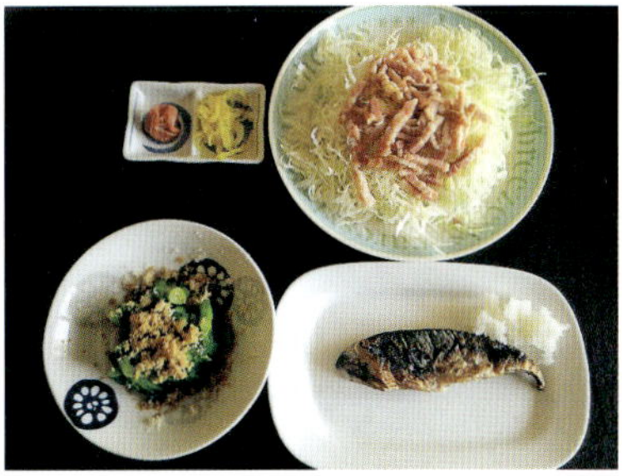

糖質　**30**%
脂質　**45**%
たんぱく質　**25**%

- 糖質の割合が低く、たんぱく質、脂質が主体
- 細かいカロリー計算が不要!
- 揚げ物も食べられる
- 蒸留酒は飲んでもいい

★食後高血糖はなし
★追加で分泌されるインスリンは極少量

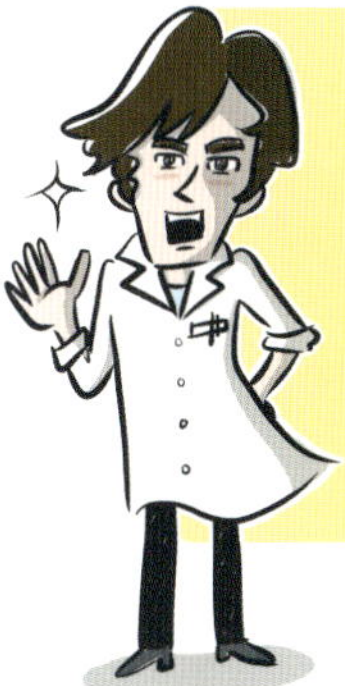

食べすぎなければ、もちろんOKです。主食を抜いたぶん、おかずが一品増えると思ってください。なかなか豪華ですよ。

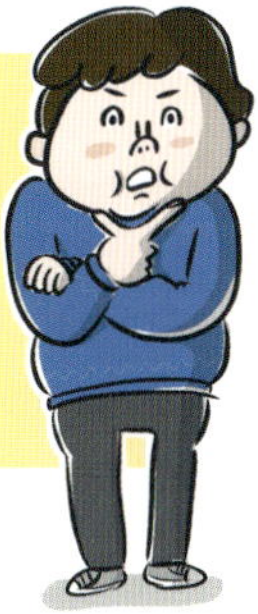

主食を抜けば、おかずはたくさん食べてもいいんですね。揚げ物も食べられますか?

理由 その5

血糖値を上げるのは糖質だった

糖質制限食がどうして肥満症に効くのかを教えます。

糖質制限食で肥満症が解消するのはなぜでしょう。それは**血糖とインスリン**が大きく関与しています。

食後には必ず血糖値が上がります。上がりっぱなしのままでは、生命に危険が及ぶので、血糖値を抑えるインスリンというホルモンがすい臓から分泌されます。しかし**インスリンには脂肪の合成と蓄積を促進させるという面もある**ため、過剰に分泌されると、肥満が起こりやすくなるのです。最低限のインスリンだけを分泌させるためには、**血糖値を上げない**ことが大切です。

血糖値を上げるのは「糖質」だけ。つまり、**糖質を制限すればインスリンの分泌が抑えられます**。これが糖質制限食が肥満症に効く仕組みです。ちなみにインスリンの分泌量が低下したり、効き目が弱まったりして血糖値が高い状態が続くと「糖尿病」と診断されます。

糖質制限食を行ううえでは、主食以外にも糖質を多く含む食品があることに注意してください。左の表を参考に食事を見直してみましょう。

Point!

インスリンが過剰に分泌されると肥満になりやすい。血糖値を上げないためには糖質を制限することが必須!

要注意！糖質の多い食品

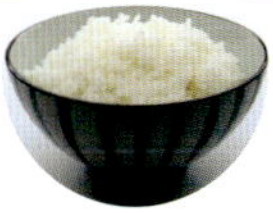

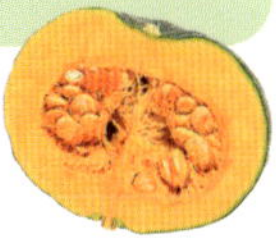

主食

ごはん
パン
麺類
など

イモ類

じゃがいも
さつまいも
里いも
山いも
など

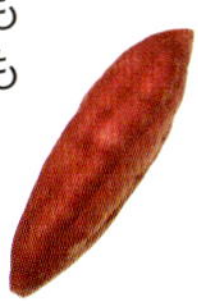

大豆以外の豆類

あずき
いんげん豆
うずら豆
など

一部の野菜

根菜
とうもろこし
かぼちゃ
など

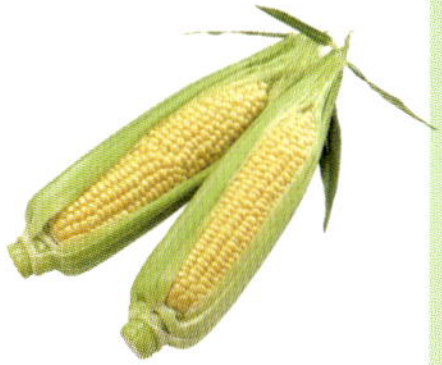

菓子類

洋菓子
和菓子
せんべい
アイス
あめ
など

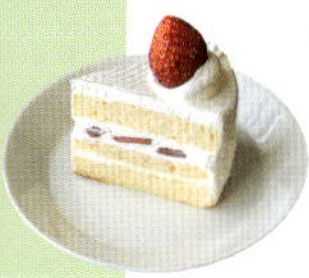

清涼飲料水

ジュース類
加糖コーヒー
スポーツ飲料
など

加工食品

カップ麺
シリアル
など

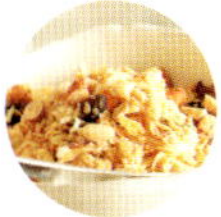

乳製品

牛乳
ヨーグルト
など

アルコール

ビール
日本酒
ワイン
など

調味料

みりん
カレールー
など

★既成品を購入するなら糖質量をチェック！
★糖質を摂るなら午前中に！

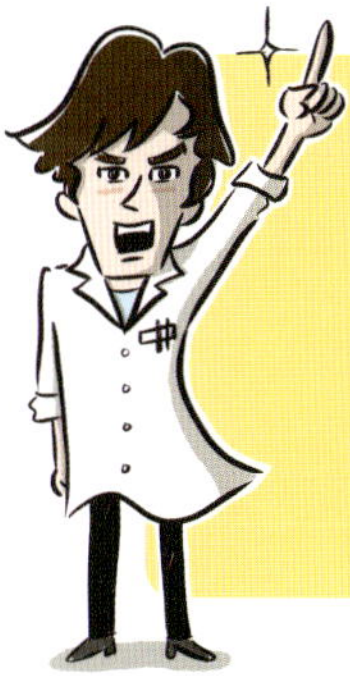

根菜は糖質が多いです。おやつをどうしても食べたいときは、チーズ類やナッツ類などを適量摂る程度にしてください。

とうもろこしやれんこんも糖質が多い野菜なんですね。意外です。そして私、なかなかおやつがやめられなくて……。

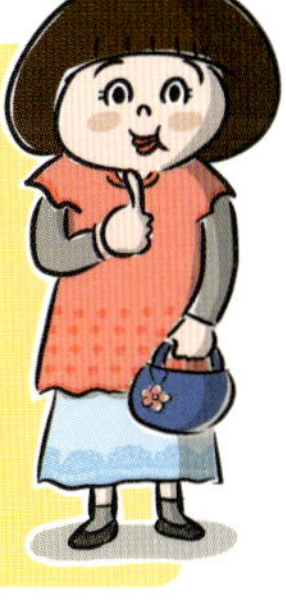

理由 その6

痩せるために食行動を見直す

日ごろの食生活を振り返ってください。
「太る食べ方」をしていませんか？

肥満症の人は、肥満症になるような食生活をしています。P18〜22の「食行動質問票」は記入しましたか？ 3点と4点がついた項目は、あなた自身の**食事に関する「クセ」**であり、**健康な人の食生活と「ズレ」が生じている**ところです。それをあえて「問題行動」と呼びますが、自分の問題行動に気づけた時点で成功までの道のりは見えたようなもの。あとは対策を考えて問題点を修正するのみです。

問題行動を修復するために、実践してほしいことが2つあります。ひとつは**体重を毎日計り、グラフ化する**こと。体重の増減を可視化すると、ダイエットの意識が高まります。痩せたときはどんな行動をしていたかを自己分析するので、無意識のうちにその行動をとるようになるのです。

もうひとつは**咀《そ》嚼《しゃく》法の実践**です。肥満症の方の大半は早食いです。これは、**正常な満腹感から逸脱した過食の原因**となります。咀嚼リズムを修正することで、満腹中枢を効果的に刺激します。

Point!

体重をグラフ化すると、目標体重に近づくのが楽しくなり、やる気が起こる。早食いは肥満の要因! きちんと噛んで食べれば少量でも満足感が得られる。

痩せるために実践したい２つのこと

毎日体重を書きだしてグラフにする

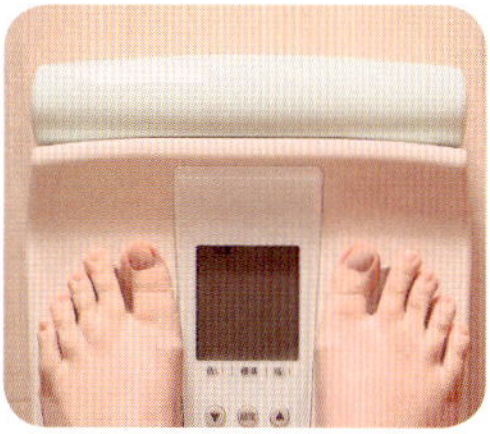

一時期流行ったレコーディングダイエットがこれに当たります。**体重の増減をきちんと知り、意識する**ことが大切です。測定するのは1日のうち体重が最も軽い、**朝起きてすぐ**がおすすめです。その日、どんな行動をしたかなども記録すると、なぜ体重が減ったか、または増えたかがわかります。

「早食いは太るもと」が解明！咀《そ》嚼《しゃく》法を実践しよう

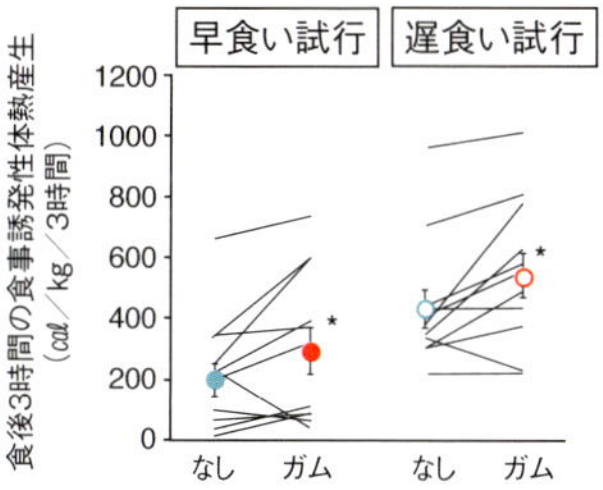
早食い試行
遅食い試行
食後3時間の食事誘発性体熱産生（cal／kg／3時間）
1200
1000
800
600
400
200
0
なし
ガム
なし
ガム

出典：東京工業大学大学院社会理工学研究科（2016 年）

よく噛んでゆっくり食べると食事誘発性体熱産生が上昇する。食後15分間ガムを噛んだ場合でも、よく噛んで食事をしたときほどの熱産生にはならない。

「早食いは太るもと」が東京工業大学大学院社会理工学研究科の林直亨教授らのチームによって解明されました。12人の成人が621kcalの食事を摂ったとき、早く食べた場合とゆっくり食べた場合の食後3時間の食事誘発性体熱産生を比較すると、早く食べた場合はエネルギー消費量が15kcalだったのに対し、ゆっくり噛んで食べた場合は30kcalに！

目標は**ひと口につき30回噛む**こと。咀嚼リズムを修正し、早食いを直すことで食事パターンが変わります。**30回噛めたかどうか、記録する**のがおすすめです。

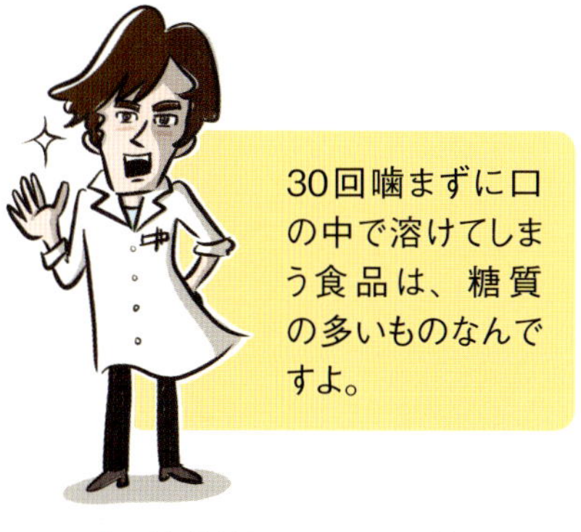
30回噛まずに口の中で溶けてしまう食品は、糖質の多いものなんですよ。

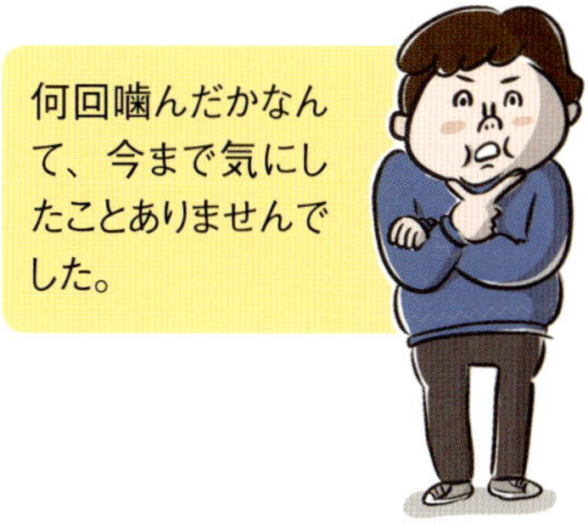
何回噛んだかなんて、今まで気にしたことありませんでした。

理由 その7

食べ物に対する意識を変える

太る食べ方をしているから太るのです。
痩せるためには意識改革を。

肥満症の方はほぼ全員、**1日の栄養摂取量が基準よりも大幅にオーバーしています。**なかでもダントツに摂りすぎているのが糖質です。どうすれば糖質を控えられるか、5カ条を左ページに掲げました。ぜひ実践してください。

「水を飲んでも太ってしまう」「あまり食べていないのに痩せない」……肥満の方からよく聞くセリフです。しかし、それは本当でしょうか？ そう言う方にどんな食生活を送っているかを具体的に聞くと、**実際には必要以上に糖質を摂取している**ことがほとんどです。

「空腹ではないのに目の前に食べ物があると、つい手が出てしまう」「外食やお弁当などのごはんは、もったいないから残さない」「ラーメン＋チャーハン、パスタ＋パンなどW糖質のメニューが好き」これらに身に覚えがある人は、知らず知らずのうちに、**体に脂肪を溜めこむ食生活がしみついてしまっている**のです。そこを意識して変えていかないことには、糖質制限ダイエットは成功しません。

Point!

太っているのは太るような食生活をしているから! 5カ条の行動療法を実践することが成功のカギ。

Dr.前川式食生活改善の行動療法5カ条

第1カ条　買いだめをしない

家に食べ物があると空腹ではなくても食べてしまう。
食べないためには買わないこと。

第2カ条　朝ごはんと呼ばずに「朝食」という

「ごはん」ということで無意識のうちに「米を食べなくてはいけない」と思ってしまう。おかずを主食と思って食事をする。

第3カ条　捨てる勇気をもつ

日本人は、特に米を残すことに抵抗を感じてしまうが、腹八分目になったら残すことが大切。

第4カ条　3食必ず食べなくていい

空腹ではないのに時間が来たから食事を摂る、という考えをなくす。余計に食べてしまうことが減る。

第5カ条　短期目標と長期目標をもつ

「1か月で〇 kg 減量する」という短期目標と「最終的には〇〇 kg を目指す」という長期目標をもち、モチベーションを持続させる。目標は高く!

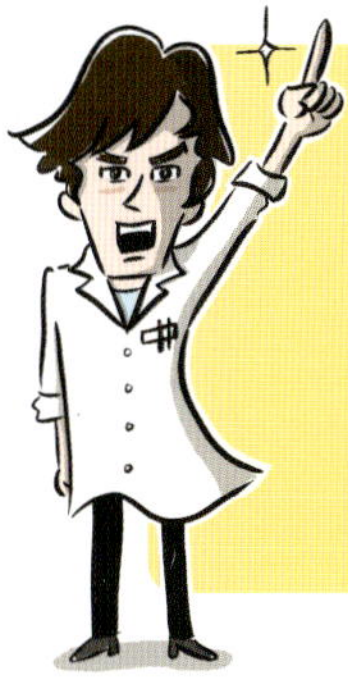

空腹を感じるのは血糖値が下がったからで、胃の中は空っぽではありません。食事の間隔は5〜6時間は空けましょう。

3食きちんと食べたほうがいいと思っていました。

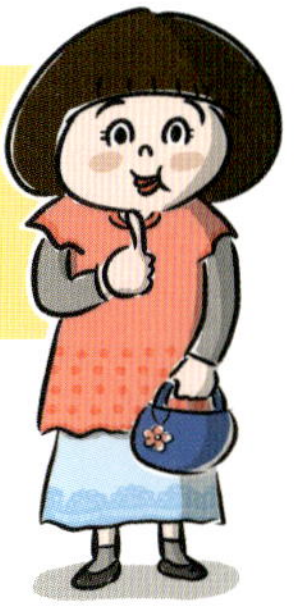

理由 その8

運動だけで痩せるのはむずかしい

好きなように食べても運動すればいい？
それは誤解です。

肥満の主な原因は、食べすぎと運動不足ですから、食べたぶん以上に運動をすれば、当然痩せます。しかし、**食べた栄養分以上を消費する運動を行うのは、簡単ではありません**。

体脂肪2kgを消費するのに必要な運動は速歩で約76時間、自転車こぎで約70時間、軽いジョギングで約44時間、水泳で約32時間といわれています。運動をすればおなかが空きますし、好きなように食べたらそのぶん体脂肪は増加します。そしてまた運動をしないといけない。まるで体脂肪と運動のいたちごっこ。いつまでたっても目標を達成するのは難しいでしょう。

さらにいえば、これまで運動習慣がなかったから肥満症になったわけで、そのような人が痩せられるほどの運動ができるかといえば……答えは推して知るべしです。

しかし、**食後20分経ってからの有酸素運動は、血糖値を下げる効果がある**ことがわかっています。運動は効率よく取り入れることが大切です。詳細はP94から紹介します。

Point!

運動療法だけで痩せるのは困難。食事制限に、効果的な運動を組み合わせることでダイエットに。

毎日キツイ筋トレ、続けられる？

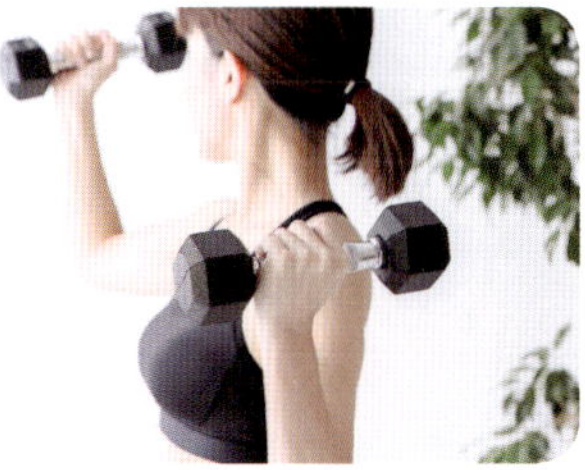

ある研究では、有酸素運動だけで糖尿病や肥満を改善するのはとても困難だという報告が出ています。最も効果的なのは、無酸素運動、なかでも筋トレ。**毎日ジム通いで、上半身と下半身を交互に鍛える**といいのだそう。できますか?

↓

むずかしい！

↓

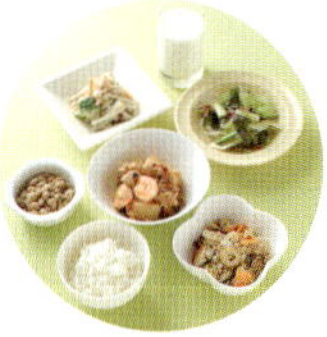

食事療法＋行動療法＋運動療法

この組み合わせがベストです！

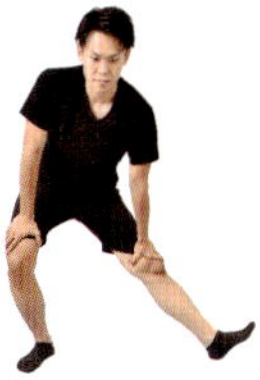

※食後20分経過してからの有酸素運動が有効です。P94以降を参照して実践してください。

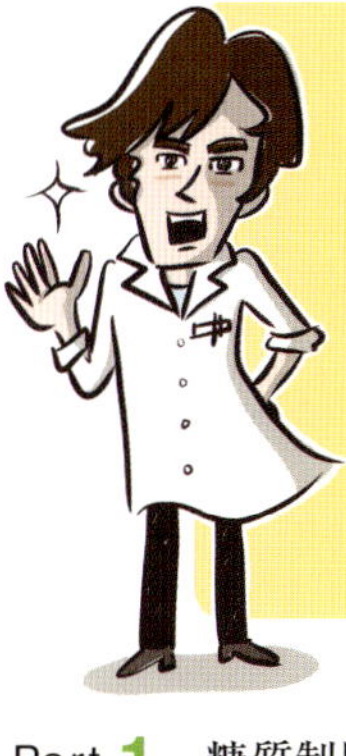

肥満の方は、運動した分以上に食べてしまうんですよね。それでは無駄骨です。食事療法をきちんと取り入れたうえで、運動も行うと効果的ですよ。

体力には自信があったので、運動すれば痩せられると思っていたのですが、運動だけでは痩せないんですね。

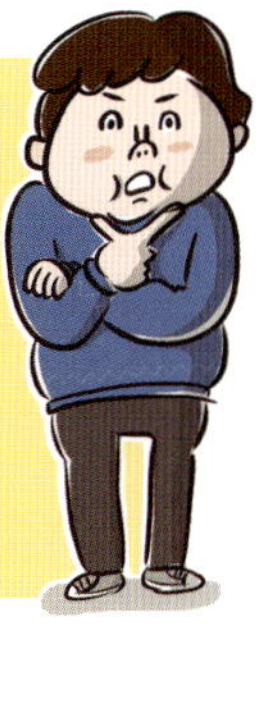

糖質制限ダイエット

Q & A

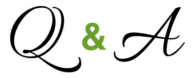

Question

糖質制限をはじめてから便秘になってしまいました…

Answer

**水分をたくさん摂りましょう。
ときには市販の便秘薬を使ってもOK**

これまで糖の摂取に慣れていた腸が、環境の変化についていけず、便秘になることがあります。まずは水分と食物繊維をたくさん摂ること。水分はもちろん無糖の飲料を飲んでください。食物繊維は野菜をたっぷり摂ることで補えます。

Question

**一度体重が落ちたのですが、
そこからなかなか痩せません**

Answer

**停滞期は誰にも訪れるもの。
明けない夜はありません！ あきらめないで続けましょう**

いわゆる“停滞期”は気持ちも落ち込み「もういいか」となってしまうことも多いもの。入院プログラムにおいては、患者さん同士で励まし合って乗り越えているのですが、１人だと辛いかもしれません。そのときはSNSを活用したり、気の置けない友だちや家族に相談してみてはどうでしょう。また、毎日の体重記録や食事内容を見直すことで、体重が落ちたときのポイントに気づけることも。継続は力なり。あきらめずに目標を達成しましょう。

Part 2

糖質制限の食事

about *Recipe*

糖質制限メニューの特徴と作り方

入院中に病院で出される1週間の献立例を紹介。

ここで紹介しているメニューは、体に必要な栄養素を摂りつつ、糖質を抑えた内容です。ダイエットメニューとは思えないほどボリューム感があり、入院患者さんにも大好評のようです。

特徴としては、**1日の摂取エネルギーは約1600kcal、糖質はその30%以下で、品数は豊富**なこと。昼食に最もボリュームをもたせ、主食を摂るのも昼食のみです。夜はエネルギーも糖質も控えめになっています。主食を減らした分は、たんぱく質のおかずを1品増やしているので、メイン的な料理が2皿あるのも特徴といえます。

ごはんを食べない分**味つけは薄味**で、その分食塩も控えめになり、高血圧を合併している人には一石二鳥。また、**きのこ類や海藻類、野菜もたくさん食べられる**内容なので、食物繊維が糖の吸収をおだやかにし、便秘解消にも役立ちます。

また、果物やカルシウム補給によい牛乳は、糖質が多めの食品ですが、量を調整することで、糖過多になるのを防ぐ工夫がされています。

Point!

慣れてきたら、巻末についている糖質量早見表を活用して、オリジナルの糖質制限レシピを作ってみましょう。

レシピページの見方

実際にダイエット入院の際に出される献立に基づいたレシピです。家庭でも再現しやすいようにと、手軽に手に入る食材を使って考えられています。

②この献立の1人分のエネルギー量、糖質量、食塩量を表記しています。

④写真はすべて1人分です。

※写真は病院での実際の給食とは異なります。

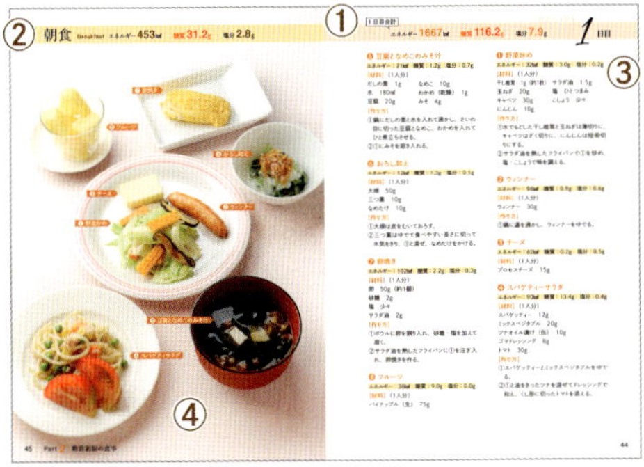

1日のメニューを見開きごとに朝食、昼食、夕食の3見開きで紹介しています。

①その日の朝・昼・夕3食合計の1人分のエネルギー量、糖質量、食塩量を表記しています。

③各メニューごとに1人分のエネルギー量、糖質量、食塩量を表記しています。

●本書のレシピのきまりごと

[分量と作り方について]

・分量表記について　mℓ=cc、また目安として、しょうゆ1g=小さじ1/6、みりん1g=小さじ1/6、酒1g=小さじ1/5、酢1g=小さじ1/5、サラダ油1g=小さじ1/4になります。食塩は小数点第2位を切り捨てています。また、食材・調味料に含まれる食塩量（食塩相当量）は商品によって違いがあります。

・栄養計算について　少々=0.1g、ひとつまみ=0.2g、薬味スプーン1杯=0.3gで、エビは殻をむいた状態での重量で計算しています。

・野菜を洗う、皮をむく、ヘタや種を取るなどの基本的な下ごしらえは本文中では省いています。適宜行ってください。

・揚げ物の火加減は、低温=150～160度、中温=160～180度、高温=180～190度を目安としています。

・調理の火加減は基本的に中火ですが、お使いの調理器具の種類や大きさによって適宜調整してください。

[材料について]

・だしの素、コンソメ、中華だしの素は顆粒タイプを使用しています。

・凍り豆腐（細切りタイプ）は水戻し不要のタイプを使用していますが、ない場合は通常の凍り豆腐を必要に応じて水でもどし、細く切ってお使いください。

・わかめは乾燥のカットわかめを使用しています。

・豆腐は木綿豆腐を使用しています。

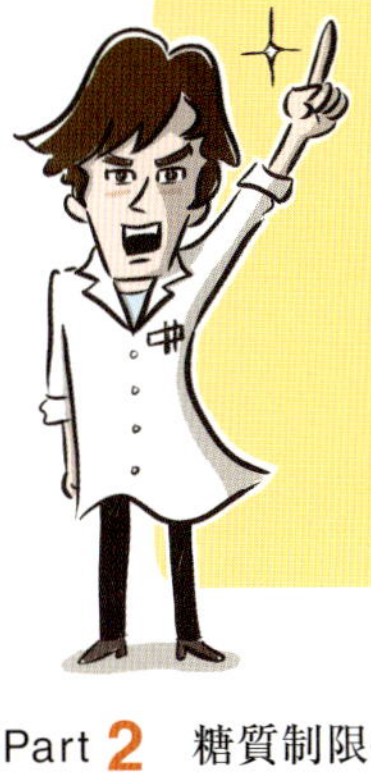

お弁当を持参できるならP86からお弁当用の献立も紹介していますよ。P92で紹介しているコンビニ食の選び方も参考にしてください。

働いているので、お昼は自炊できません。どうしたらいいですか?

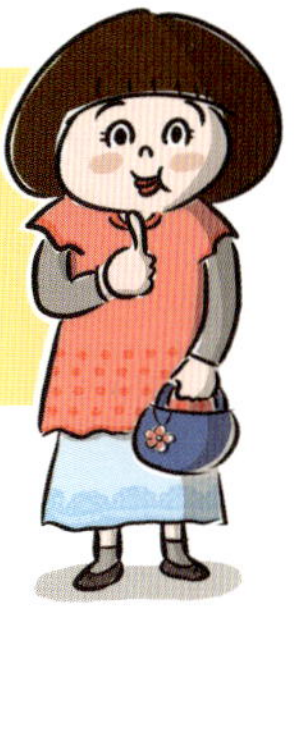

1日目合計

エネルギー **1667**kcal　糖質 **116.2**g　食塩 **7.9**g

❶ 野菜炒め

エネルギー：32kcal　糖質：3.0g　食塩：0.2g

[材料]（1人分）

干し椎茸　1g（約1枚）
玉ねぎ　20g
キャベツ　30g
にんじん　10g
サラダ油　1.5g
塩　ひとつまみ
こしょう　少々

[作り方]

①水でもどした干し椎茸と玉ねぎは薄切りに、キャベツはざく切りに、にんじんは短冊切りにする。

②サラダ油を熱したフライパンで①を炒め、塩・こしょうで味を調える。

❷ ウィンナー

エネルギー：96kcal　糖質：0.9g　食塩：0.6g

[材料]（1人分）

ウィンナー　30g

[作り方]

①鍋に湯を沸かし、ウィンナーをゆでる。

❸ チーズ

エネルギー：62kcal　糖質：0.2g　食塩：0.5g

[材料]（1人分）

プロセスチーズ　15g

❹ スパゲッティーサラダ

エネルギー：90kcal　糖質：13.4g　食塩：0.4g

[材料]（1人分）

スパゲッティー　12g
ミックスベジタブル　20g
ツナオイル漬け（缶）　10g
ゴマドレッシング　8g
トマト　30g

[作り方]

①スパゲッティーとミックスベジタブルをゆでる。

②①と油をきったツナを混ぜてドレッシングで和え、くし形に切ったトマトを添える。

❺ 豆腐となめこのみそ汁

エネルギー：21kcal　糖質：1.2g　食塩：0.7g

[材料]（1人分）

だしの素　1g
水　150mℓ
豆腐　20g
なめこ　10g
わかめ（乾燥）　1g
みそ　4g

[作り方]

①鍋にだしの素と水を入れて沸かし、さいの目に切った豆腐となめこ、わかめを入れてひと煮立ちさせる。

②①にみそを溶き入れる。

❻ おろし和え

エネルギー：12kcal　糖質：1.3g　食塩：0.1g

[材料]（1人分）

大根　50g
三つ葉　10g
なめたけ　10g

[作り方]

①大根は皮をむいておろす。

②三つ葉はゆでて食べやすい長さに切って水気をきり、①と混ぜ、なめたけをかける。

❼ 卵焼き

エネルギー：102kcal　糖質：2.2g　食塩：0.3g

[材料]（1人分）

卵　50g（約1個）
砂糖　2g
塩　少々
サラダ油　2g

[作り方]

①ボウルに卵を割り入れ、砂糖・塩を加えて溶く。

②サラダ油を熱したフライパンに①を注ぎ入れ、卵焼きを作る。

❽ フルーツ

エネルギー：38kcal　糖質：9.0g　食塩：0.0g

[材料]（1人分）

パイナップル（生）　75g

朝食 Breakfast エネルギー 453kcal 糖質 31.2g 食塩 2.8g

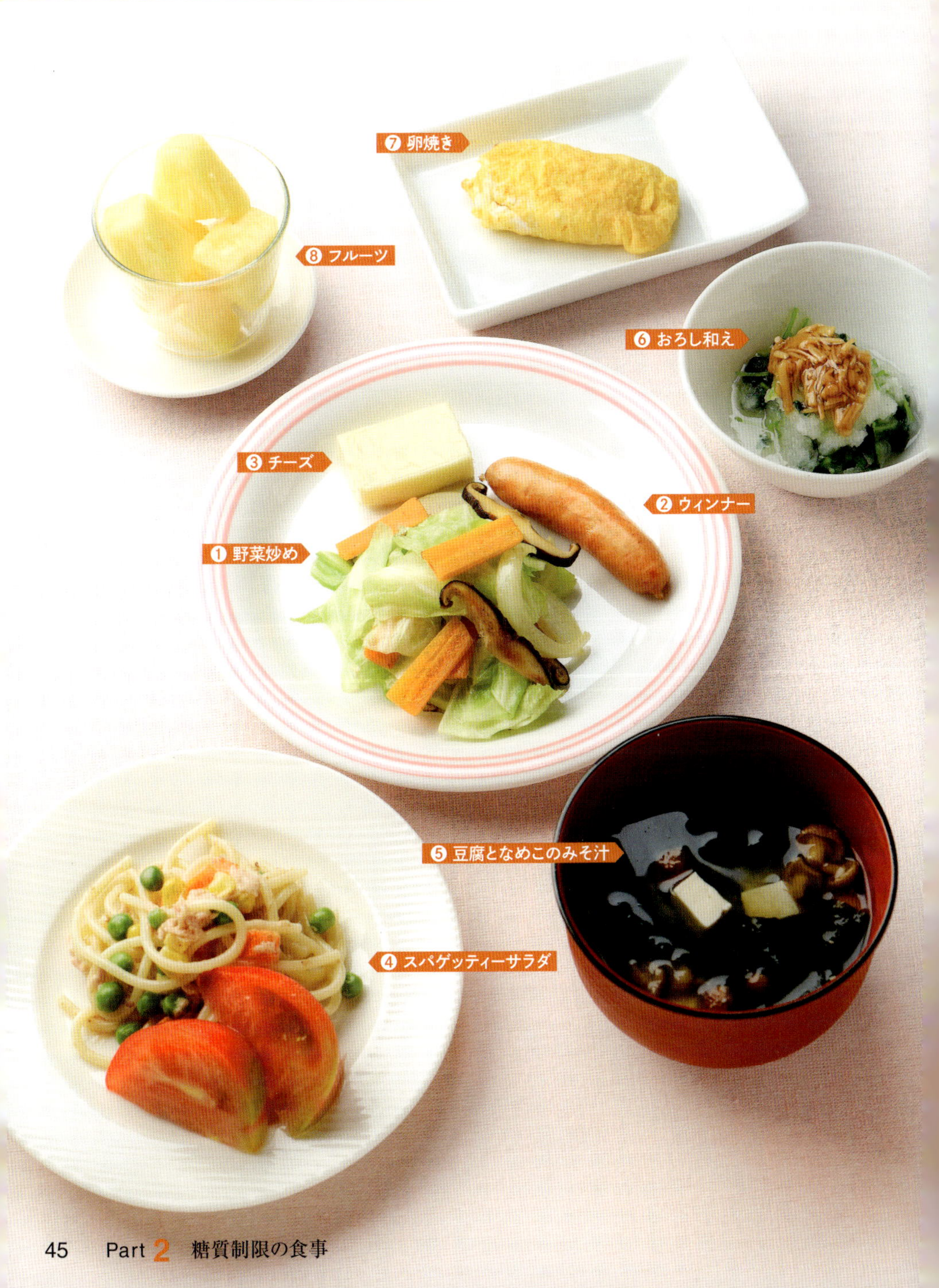
⑦ 卵焼き
⑧ フルーツ
⑥ おろし和え
③ チーズ
② ウィンナー
① 野菜炒め
⑤ 豆腐となめこのみそ汁
④ スパゲッティーサラダ

昼食 Lunch エネルギー771kcal 糖質66.4g 食塩2.5g

❸ 海藻サラダ

エネルギー：15kcal　糖質：2.0g　食塩：0.5g

[材料]（1人分）

海藻ミックス（乾燥）　1.5 g
レタス　30 g
きゅうり　30 g
フレンチドレッシング　5 g

[作り方]

①海藻を水でもどし、レタスは一口大にちぎって水にさらし、きゅうりは短冊切りにする。
②水気をきった①をドレッシングで和える。

❹ ごぼうサラダ

エネルギー：124kcal　糖質：5.2g　食塩：0.3g

[材料]（1人分）

ごぼう　50 g
にんじん　10 g
ブロッコリー　15 g
ツナオイル漬け（缶）　15 g
マヨネーズ　10 g
こしょう　少々
いり白ごま　1 g

[作り方]

①ごぼうとにんじんはせん切りにし、ブロッコリーは小房に分け、すべてゆでる。
②①に油をきったツナを加え、マヨネーズとこしょうで和え、ごまをふる。

❺ 納豆

エネルギー：81kcal　糖質：2.4g　食塩：0.1g

[材料]（1人分）

納豆　40g
納豆のタレ　3g

❻ ごはん

エネルギー：168kcal　糖質：36.8g　食塩：0.0g

[材料]（1人分）

ごはん　100g

❼ 牛乳

エネルギー：134kcal　糖質：9.6g　食塩：0.2g

[材料]（1人分）

牛乳　200mℓ

❶ エビと鶏肉のトマト煮

エネルギー：140kcal　糖質：4.5g　食塩：0.7g

[材料]（1人分）

鶏もも肉（皮なし）　40g
かぶ　30g
玉ねぎ　20g
キャベツ　30 g
しめじ　15g
トマト水煮（缶）　20g
トマト水煮の煮汁　10g
エビ　40g
サラダ油　2g
コンソメ　0.6g
水　50mℓ
塩・こしょう　各少々

[作り方]

①鶏肉と野菜は一口大に切り、しめじは石づきを取ってほぐし、サラダ油を熱した鍋かフライパンで炒める。
②①にトマト水煮と煮汁、コンソメ、水を加え、ふたをして蒸し煮にする。
③殻をむき、色が変わる程度に蒸すかレンジで加熱したエビを②に加え、塩・こしょうで味を調える。

❷ 炒り豆腐

エネルギー：109kcal　糖質：5.9g　食塩：0.7g

[材料]（1人分）

豆腐　90g
にんじん　10g
玉ねぎ　20g
干し椎茸　1g（約1枚）
ちくわ　8 g
溶き卵　8 g
サラダ油　2 g
A
　砂糖　1.5 g
　しょうゆ　3.5 g

[作り方]

①豆腐はキッチンペーパーに包んで水切りをする。
②野菜と水でもどした椎茸は薄切りに、ちくわは輪切りにし、サラダ油を熱したフライパンで炒める。
③②に豆腐を加えてくずしながら炒め、溶き卵を加えて炒め混ぜ、Aで味を調える。

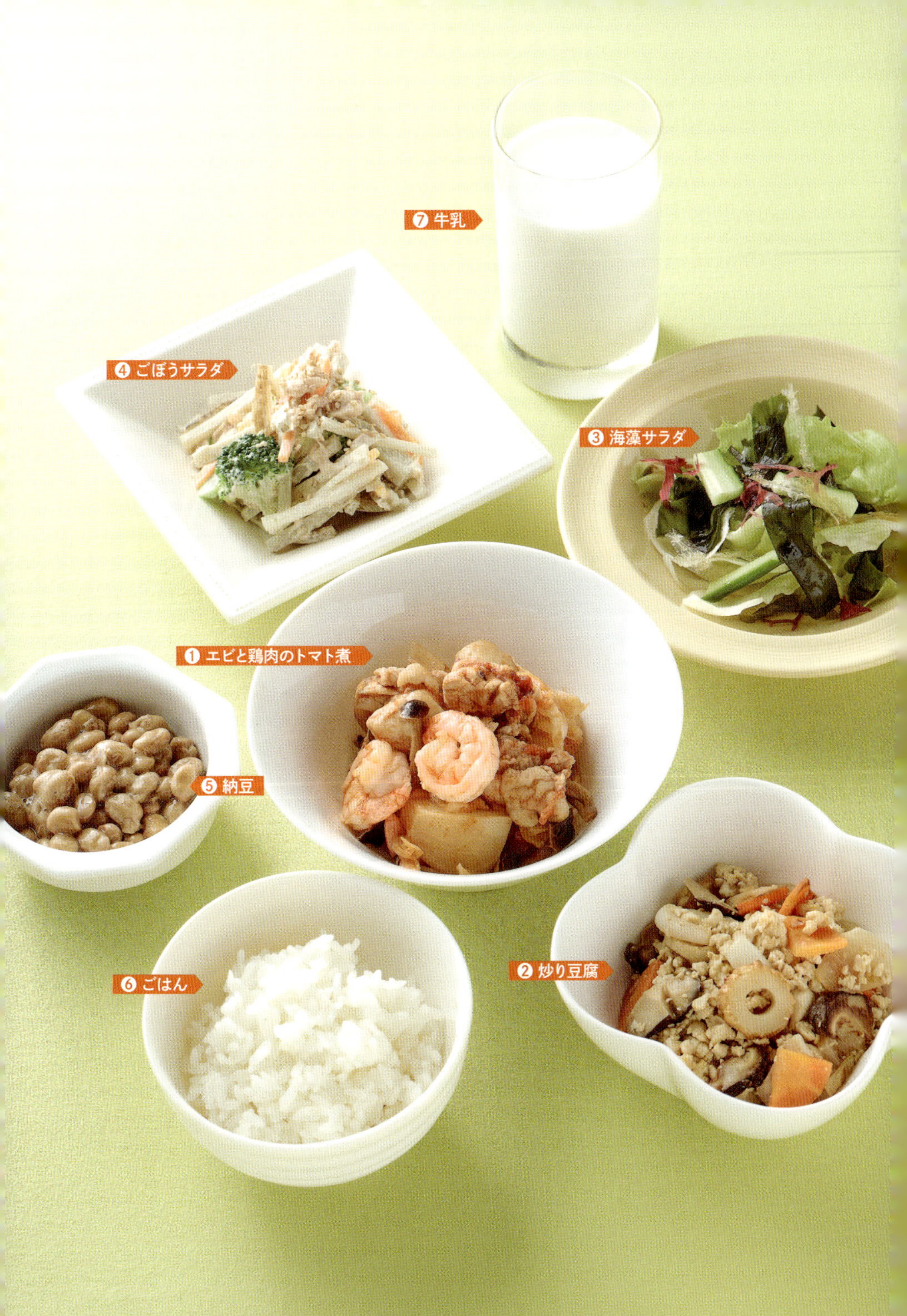
⑦ 牛乳
④ ごぼうサラダ
③ 海藻サラダ
① エビと鶏肉のトマト煮
⑤ 納豆
⑥ ごはん
② 炒り豆腐

夕食 Dinner　エネルギー443kcal　糖質18.6g　食塩2.6g　1日目

④ イカの炒めもの

エネルギー：112kcal　糖質：9.0g　食塩：0.6g

［材料］（1人分）

イカ　50g
じゃがいも　30g
キャベツ　40g
玉ねぎ　40g
にんじん　15g
干し椎茸　1g（約1枚）
サラダ油　3g
塩　ひとつまみ
中華だしの素　薬味スプーン1杯

［作り方］

①ワタと軟骨を取って皮をむいたイカとじゃがいも、野菜は一口大に切り、じゃがいもは水にさらしてから下ゆでする。水でもどした干し椎茸は薄切りにする。
②フライパンにサラダ油を熱し、野菜、椎茸、イカの順に炒め、最後にじゃがいもを加えて、塩と中華だしの素で味を調える。

⑤ サンラータン

エネルギー：71kcal　糖質：1.2g　食塩：0.6g

［材料］（1人分）

豚もも薄切り肉　20g
きくらげ（乾燥）　1g
長ねぎ　5g
まいたけ　10g
しょうが　1g
溶き卵　20g
中華だしの素　1g
水　200mℓ

A
しょうゆ　1g
酒　3g
酢　8g
塩　少々
こしょう　少々

［作り方］

①豚肉、水でもどしたきくらげは一口大に切り、長ねぎは薄切りにし、まいたけは小さくほぐす。しょうがはせん切りにする。
②鍋に中華だしの素と水を入れて沸かし、①を加えて煮る。
③②にAを加えて味を調え、溶き卵を加え混ぜる。

① 鶏肉と野菜の中華煮

エネルギー：119kcal　糖質：2.9g　食塩：0.7g

［材料］（1人分）

鶏もも肉　40g
白菜　40g
にんじん　10g
チンゲン菜　15g
水　150mℓ
中華だしの素　1.5g
しょうゆ　1g
片栗粉　1g

［作り方］

①鶏肉と野菜を一口大に切り、鍋に水と一緒に入れてやわらかくなるまで煮る。
②①に中華だしの素、しょうゆを加えて味を調え、同量の水（分量外）で溶いた片栗粉でとろみをつける。

② 赤魚の蒸しもの おろしソース

エネルギー：105kcal　糖質：2.8g　食塩：0.6g

［材料］（1人分）

赤魚（切り身）　80g
酒　5g
大根おろし　40g
三つ葉　10g

A
だし汁　50g
しょうゆ　3g
砂糖　1g
おろししょうが　2g

［作り方］

①赤魚に酒をふりかけて蒸す。
②おろしソースを作る。小鍋にAを入れて煮立て、大根おろしを加える。
③赤魚を皿に盛って②をかけ、ゆでて適当な長さに切った三つ葉を添える。

③ ナムル

エネルギー：36kcal　糖質：2.7g　食塩：0.1g

［材料］（1人分）

にんじん　10g
白菜　20g
もやし　50g
ほうれん草　30g
いり白ごま　1g

A
しょうゆ　1g
酢　5g
砂糖　1g
ごま油　1g

［作り方］

①にんじんと白菜はせん切りにし、もやしと一緒にゆでる。ほうれん草はゆでて5cmくらいの長さに切る。
②①の水気をきり、Aで和えてごまをふる。

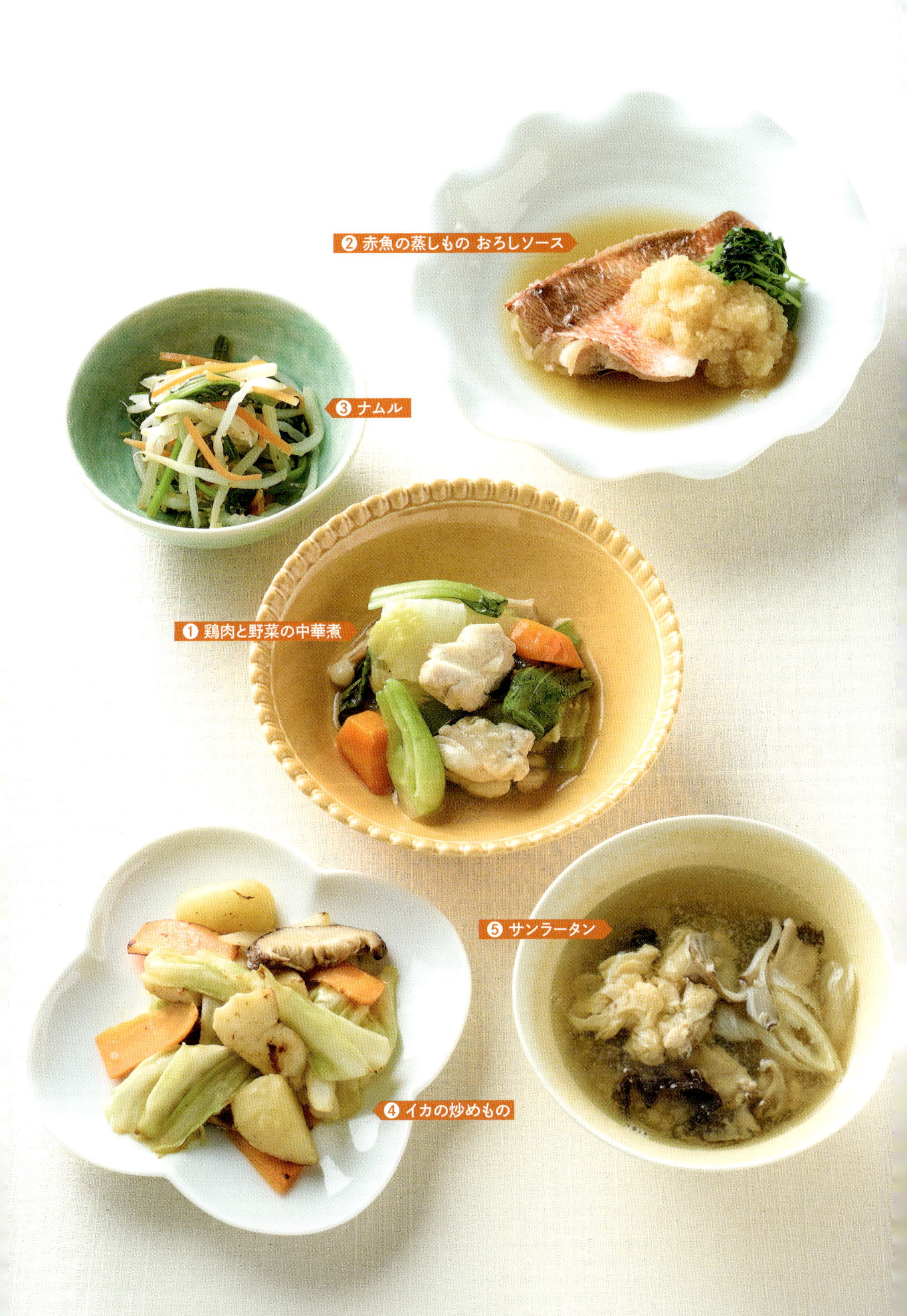
❷ 赤魚の蒸しもの おろしソース
❸ ナムル
❶ 鶏肉と野菜の中華煮
❺ サンラータン
❹ イカの炒めもの

RECIPE

2日目

2日目合計

エネルギー **1683**kcal　糖質 **110.8**g　食塩 **7.3**g

❶ イカサラダ

エネルギー：82kcal　糖質：8.7g　食塩：0.6g

[材料]（1人分）

イカ　50 g
にんじん　10 g
大根　25 g
春雨　10 g
かいわれ　10 g
サウザンドレッシング　5 g
トマト　30 g
*ドレッシングは好みで変えてOK

[作り方]

①イカはワタと軟骨を取り、皮をむいて一口大に切り、ゆでる。
②にんじんと大根は皮をむいて太めのせん切りにしてゆで、春雨はさっとゆでて食べやすい長さに切る。
③①と②とさっとゆでたかいわれをドレッシングで和え、くし形に切ったトマトを添える。

❷ 切干し大根の煮物

エネルギー：34kcal　糖質：6.1g　食塩：0.5g

[材料]（1人分）

切干し大根　7 g
干し椎茸　1 g（約 1 枚）
にんじん　10 g
A
　水　100mℓ
　しょうゆ　3.5 g
　砂糖　1.5 g

[作り方]

①切干し大根と干し椎茸は水でもどして水気をきり、椎茸は石づきを取って薄切りにする。
②にんじんを太めのせん切りにし、①と A と一緒に鍋に入れて火にかけ、水気がなくなるまで煮る。

❸ ほうれん草のおひたし

エネルギー：17kcal　糖質：0.2g　食塩：0.1g

[材料]（1人分）

ほうれん草　50g
しょうゆ　1g
かつおぶし　1g

[作り方]

①ほうれん草はゆでて食べやすい長さに切り、水気をきってしょうゆで和え、かつおぶしをかける。

❹ 白菜と麩のみそ汁

エネルギー：26kcal　糖質：3.2g　食塩：0.5g

[材料]（1人分）

白菜　25 g
麩　3.5 g
だしの素　1 g
水　150mℓ
みそ　4 g

[作り方]

①白菜をざく切りにする。
②鍋にだしの素、水、白菜を入れて火にかけ、白菜に火が通ったら麩を加え、みそを溶き入れる。

❺ 納豆

エネルギー：81kcal　糖質：2.4g　食塩：0.1g

[材料]（1人分）

納豆　40g
納豆のタレ　3g

❻ チーズ

エネルギー：62kcal　糖質：0.2g　食塩：0.5g

[材料]（1人分）

プロセスチーズ　15g

❼ フルーツ

エネルギー：40kcal　糖質：8.2g　食塩：0.0g

[材料]（1人分）

キウイフルーツ　75g

朝食 Breakfast エネルギー 342kcal 糖質 29.0g 食塩 2.3g

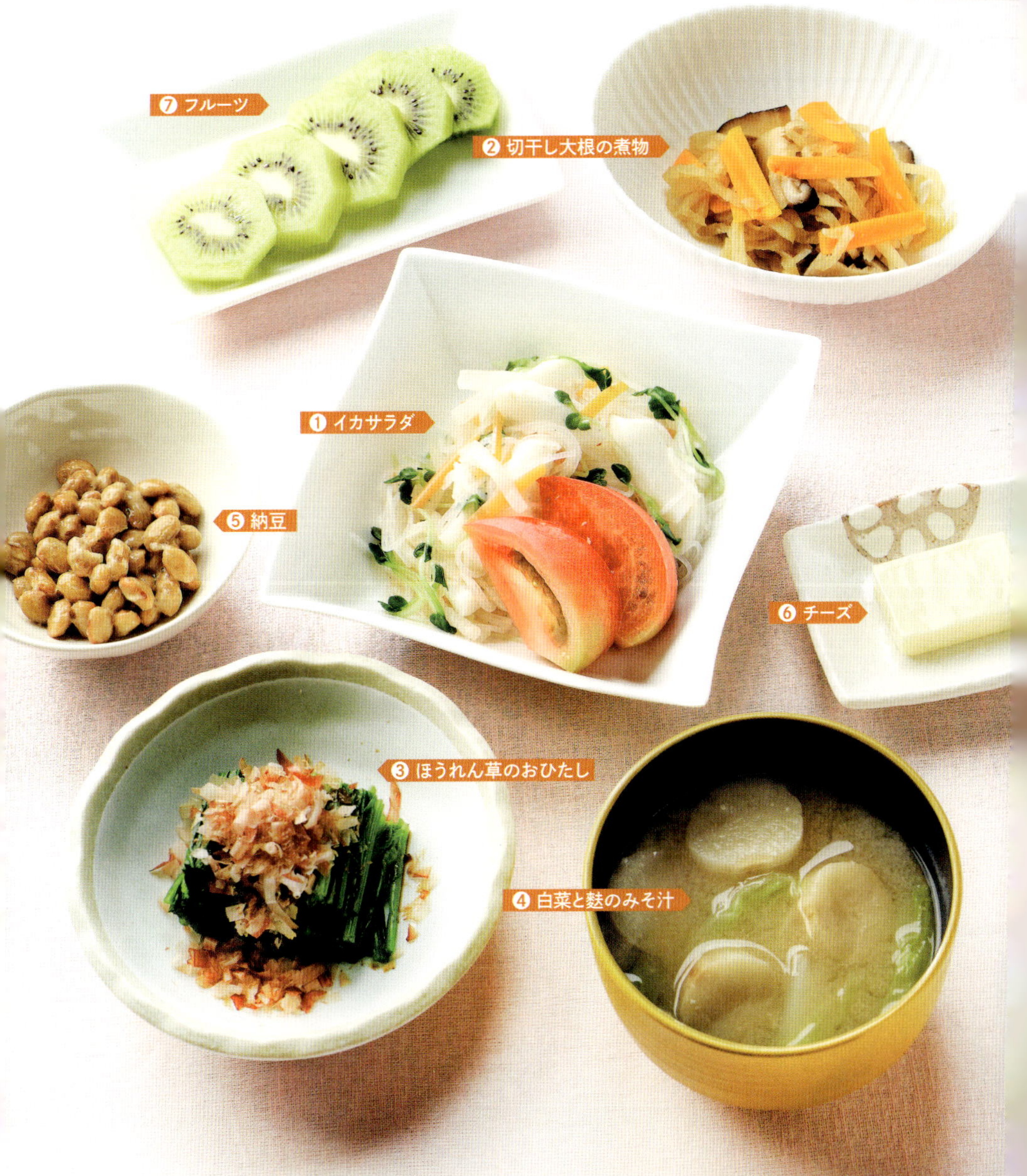
⑦ フルーツ
② 切干し大根の煮物
① イカサラダ
⑤ 納豆
⑥ チーズ
③ ほうれん草のおひたし
④ 白菜と麩のみそ汁

昼食　Lunch　エネルギー781kcal　糖質52.2g　食塩3.2g　2日目

❸ スピナッツ

エネルギー：104kcal　糖質：2.1g　食塩：0.6g

[材料]（1人分）

キャベツ　20 g
にんじん　10 g
ほうれん草　20 g
もやし　30 g
卵　50 g（約 1 個）
サラダ油　1 g
こしょう　少々
しょうゆ　3 g

[作り方]

①キャベツとにんじんは太めのせん切りにし、ほうれん草は長さをそろえて切る。
②①ともやしをゆでる。
③サラダ油を熱したフライパンかホットプレートに、水気をきった②を広げてこしょうをふり、まん中にくぼみを作って卵を割り入れる。ふたをして蒸し焼きにする。食べるときにしょうゆをかける。

❹ パン

エネルギー：237kcal　糖質：35.0g　食塩：0.9g

[材料]（1人分）

バターロール　75g（約2個）

❺ 牛乳

エネルギー：134kcal　糖質：9.6g　食塩：0.2g

[材料]（1人分）

牛乳　200mℓ

❶ ポトフ

エネルギー：78kcal　糖質：4.5g　食塩：1.1g

[材料]（1人分）

ブロッコリー　20 g
かぶ　30 g
玉ねぎ　30 g
にんじん　15 g
エビ　50 g
コンソメ　1.5 g
水　200mℓ
塩　ひとつまみ
こしょう　少々

[作り方]

①ブロッコリーは小房に分け、ほかの野菜は皮をむいて乱切りにする。エビは殻をむく。
②鍋にコンソメと水を入れて①を煮込み、やわらかくなったら塩・こしょうで味を調える。

❷ カレー風味のチキンソテー

エネルギー：228kcal　糖質：1.0g　食塩：0.4g

[材料]（1人分）

鶏もも肉　80 g
塩　薬味スプーン 1 杯
カレー粉　少々
サラダ油　2 g
キャベツ　30 g
かいわれ　10 g
パセリ　1 g

[作り方]

①鶏肉に塩とカレー粉をまぶし、サラダ油を熱したフライパンで皮面から両面焼く。
②せん切りにしたキャベツとかいわれ、パセリを添える。

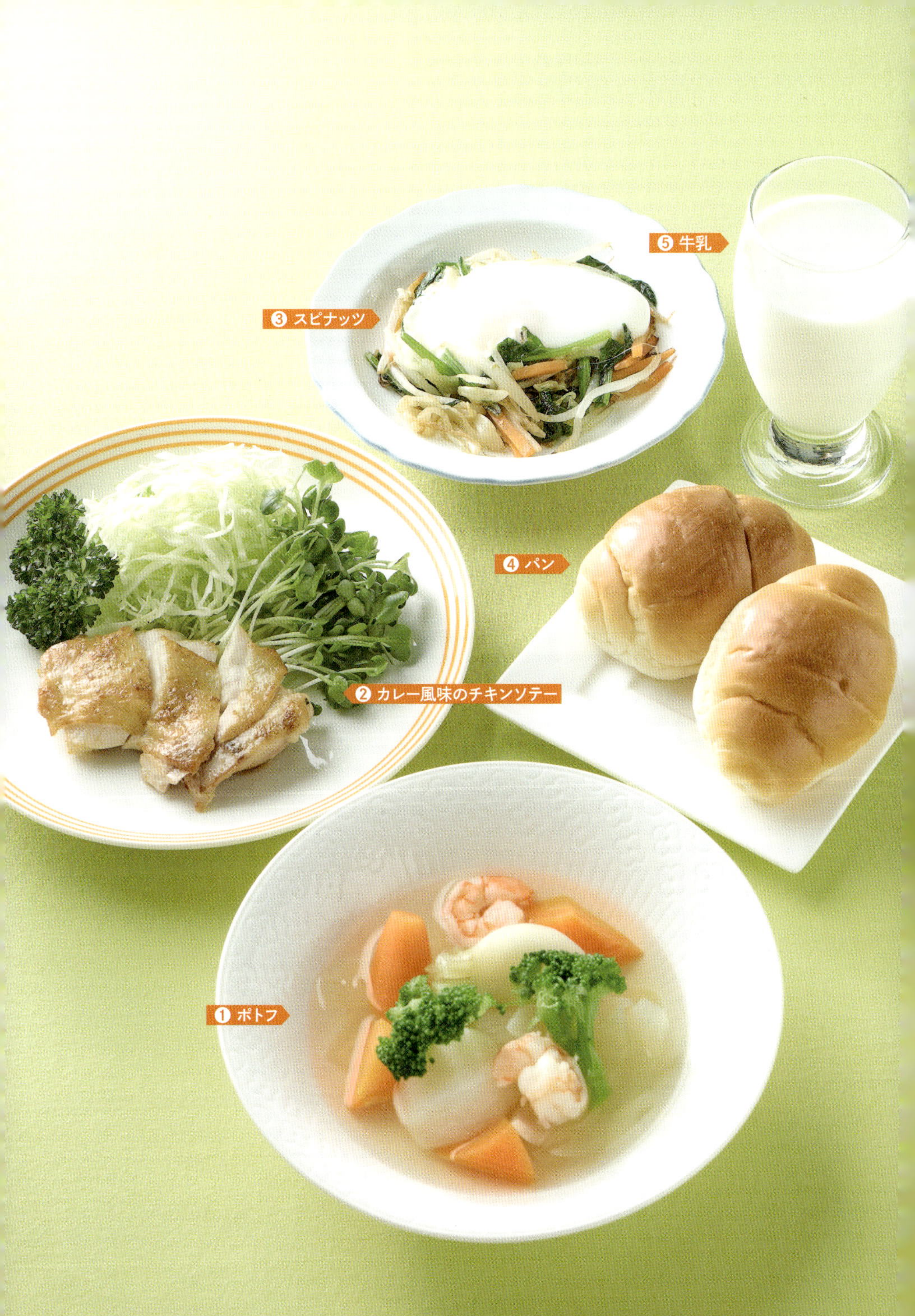
⑤ 牛乳
③ スピナッツ
④ パン
② カレー風味のチキンソテー
① ポトフ

夕食 Dinner エネルギー560kcal 糖質29.6g 食塩1.8g 2日目

❸ マカロニサラダ

エネルギー：103kcal　糖質：10.0g　食塩：0.3g

【材料】（1人分）

マカロニ　10 g
ほうれん草　40 g
玉ねぎ　25 g
しめじ　10 g
トマト　20 g
フレンチドレッシング　10 g
*ドレッシングは好みで変えてOK

【作り方】

①マカロニを表示時間どおりにゆでる。
②ほうれん草は食べやすい長さに切り、スライスした玉ねぎと石づきを取ってほぐしたしめじと一緒にゆでて水気をきる。
③①と②とざく切りにしたトマトをドレッシングで和える。

❹ 冷奴

エネルギー：62kcal　糖質：2.1g　食塩：0.4g

【材料】（1人分）

豆腐　100 g
みょうが　2 g
かつおぶし　1g
しょうゆ　3 g

【作り方】

①みょうがは刻む。
②豆腐に①とかつおぶしをのせ、しょうゆをかける。

❶ エビフライ

エネルギー：210kcal　糖質：16.6g　食塩：0.6g

【材料】（1人分）

尾付エビ　40 g
小麦粉　10 g
溶き卵　8 g
パン粉　10 g
揚げ油　適量
レタス　30 g
ミニトマト　20 g
レモン　10 g
中濃ソース　3 g

【作り方】

①エビは尾を残して殻をむき、小麦粉、溶き卵、パン粉の順に衣をつけて中温の油で揚げる。
②ちぎったレタスとミニトマト、レモン、中濃ソースを添える。

❷ サバの塩焼き

エネルギー：185kcal　糖質：0.9g　食塩：0.5g

【材料】（1人分）

サバ（切り身）　80 g
塩　ひとつまみ
サラダ油　2 g
大根おろし　30 g
大葉　1 枚

【作り方】

①サバに塩をふって皮目に切り目を入れ、サラダ油を熱したフライパンかグリルで焼く。
②大根おろしと大葉を添える。

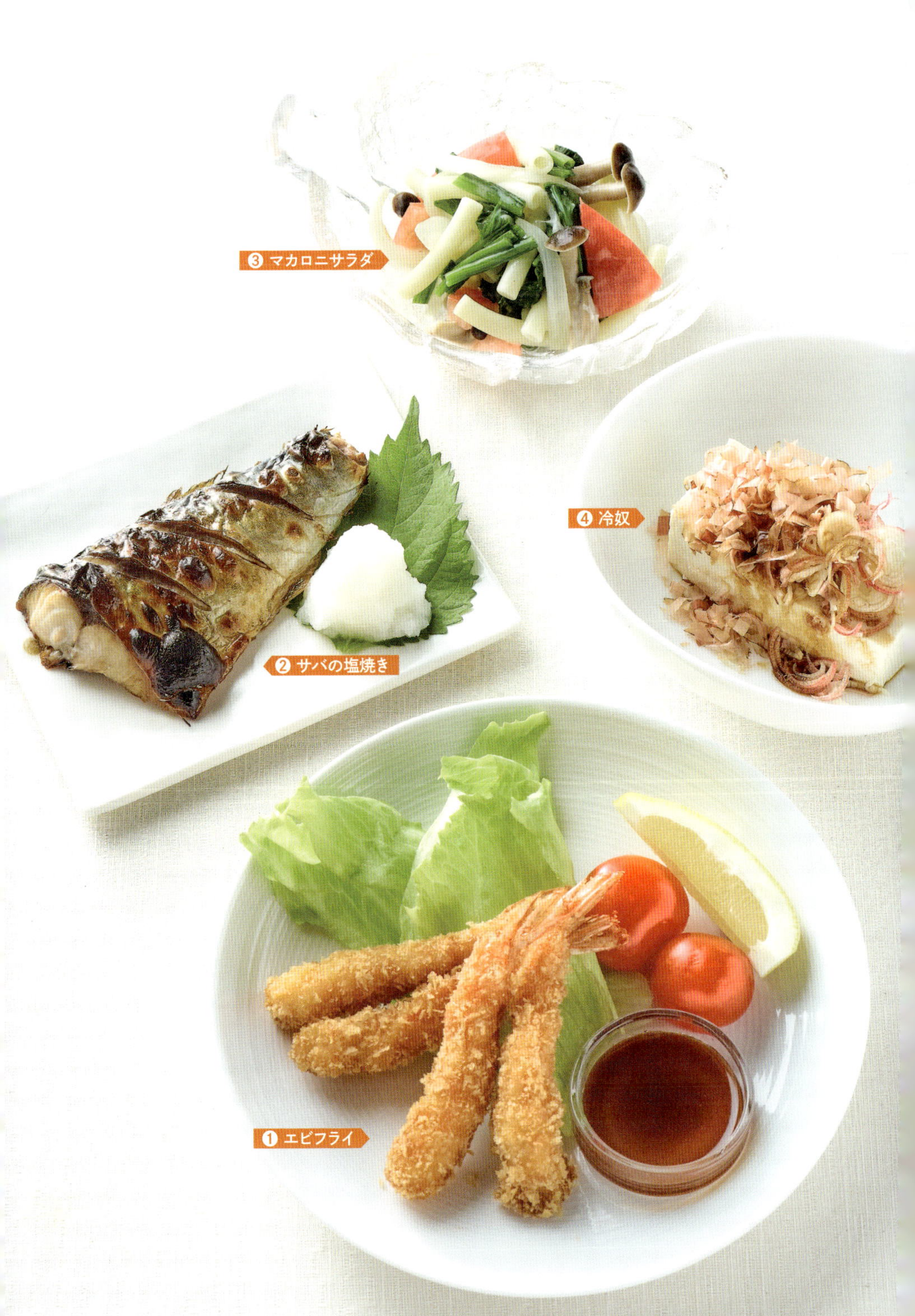
③ マカロニサラダ
④ 冷奴
② サバの塩焼き
① エビフライ

3日目合計

エネルギー 1579kcal　糖質 112.0g　食塩 7.8g

RECIPE 3日目

❶ スクランブルエッグ

エネルギー：115kcal　糖質：3.7g　食塩：0.6g

[材料]（1人分）

卵　50 g（約1個）
牛乳　20 g
塩　ひとつまみ
青のり　0.5 g
サラダ油　0.5 g
にんじん　10 g
ほうれん草　30 g
トマト　30 g
ノンオイル青じそドレッシング　3 g

[作り方]

①ボウルに卵を溶き、牛乳、塩を加えてよく混ぜる。
②サラダ油を熱したフライパンに①を流し入れ、かき混ぜながら焼き、青のりをふる。
③食べやすい大きさに切ってゆでたにんじんとほうれん草、くし形に切ったトマトを添え、野菜にドレッシングをかける。

❷ チーズ

エネルギー：62kcal　糖質：0.2g　食塩：0.5g

[材料]（1人分）

プロセスチーズ　15 g

❸ キャベツとブロッコリーのサラダ

エネルギー：36kcal　糖質：2.0g　食塩：0.2g

[材料]（1人分）

キャベツ　50g
ブロッコリー　20g
サウザンドレッシング　5g
*ドレッシングは好みで変えてOK

[作り方]

①ざく切りにしたキャベツと小房に分けたブロッコリーをゆで、ドレッシングで和える。

❹ 大根と厚揚げのみそ汁

エネルギー：43kcal　糖質：1.4g　食塩：0.5g

[材料]（1人分）

大根　25 g
厚揚げ　20 g
だしの素　1 g
水　150mℓ
みそ　4 g

[作り方]

①大根と厚揚げは短冊切りにし、鍋にだしの素と水と一緒に入れて火にかける。
②大根がやわらかくなったらみそを溶き入れる。

❺ サバ缶

エネルギー：114kcal　糖質：0.1g　食塩：0.5g

[材料]（1人分）

サバ水煮（缶）　60g

❻ わかめの煮もの

エネルギー：21kcal　糖質：3.6g　食塩：0.7g

[材料]（1人分）

大根　30 g
にんじん　10 g
しめじ　15 g
わかめ（乾燥）　1 g
だしの素　1 g
水　100mℓ
しょうゆ　3.5 g
砂糖　1.5 g

[作り方]

①大根とにんじんは短冊切りにし、しめじは石づきを取ってほぐす。
②鍋にだしの素、水、①を入れて煮て、やわらかくなったらしょうゆと砂糖を加え、最後にわかめを入れて水気がなくなるまで煮る。

❼ フルーツ

エネルギー：42kcal　糖質：9.9g　食塩：0.0g

[材料]（1人分）

メロン　100 g

朝食 Breakfast エネルギー433kcal 糖質20.9g 食塩3.0g

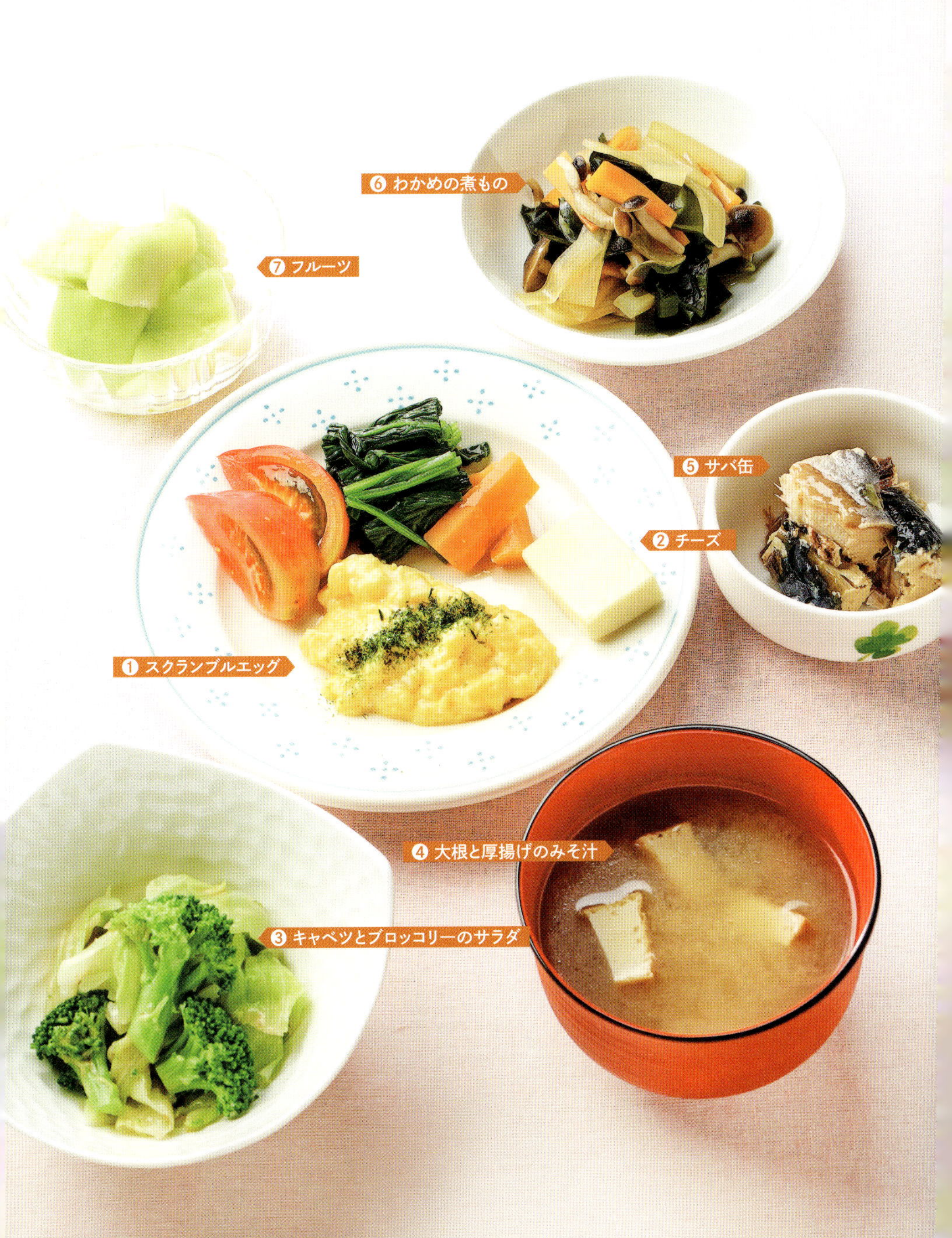
❻ わかめの煮もの
❼ フルーツ
❺ サバ缶
❷ チーズ
❶ スクランブルエッグ
❹ 大根と厚揚げのみそ汁
❸ キャベツとブロッコリーのサラダ

昼食 Lunch エネルギー752kcal 糖質70.5g 食塩2.5g

④ 筑前煮

エネルギー：127kcal 糖質：8.3g 食塩：0.6g

［材料］（1人分）

鶏もも肉　30 g
ごぼう　40 g
にんじん　10 g
れんこん　20 g
生椎茸　10 g
こんにゃく　20 g
しょうゆ　4 g
砂糖　1 g
酒　1 g
水　150mℓ

［作り方］

①鶏肉は一口大に切り、野菜と椎茸とこんにゃくは乱切りにし、こんにゃくは下ゆでする。
②鍋にすべての材料と調味料、水を加えて水気がなくなるまで煮る。

⑤ キャベツのコールスロー

エネルギー：59kcal 糖質：2.9g 食塩：0.3g

［材料］（1人分）

キャベツ　50g
にんじん 10g
ツナオイル漬け（缶）　15g
フレンチドレッシング　8g
＊ドレッシングは好みで変えてOK

［作り方］

①キャベツとにんじんは太めのせん切りにする。
②ボウルに①と油をきったツナを入れて混ぜ、ドレッシングで和える。

⑥ ごはん

エネルギー：168kcal 糖質：36.8g 食塩：0.0g

［材料］（1人分）

ごはん　100g

⑦ 牛乳

エネルギー：134kcal 糖質：9.6g 食塩：0.2g

［材料］（1人分）

牛乳　200mℓ

① アジのマリネ

エネルギー：174kcal 糖質：9.3g 食塩：0.7g

［材料］（1人分）

アジ（三枚おろし）　80 g
片栗粉　3 g
揚げ油　適量
玉ねぎ　30 g
にんじん　10 g
トマト　20 g
レモン　5 g
A
酢　7 g
砂糖　3 g
サラダ油　2 g
こしょう　少々
パセリ　1 g

［作り方］

①アジに片栗粉をまぶして低温の油で揚げる。
②玉ねぎ、にんじんはせん切りに、トマトは大きめの角切りにし、レモンは輪切りにして1枚を4等分に切る。
③Aをボウルで合わせ、①と②を混ぜ合わせ、パセリのみじん切りを散らす。

② 冷奴

エネルギー：64kcal 糖質：2.3g 食塩：0.4g

［材料］（1人分）

豆腐　100g
わけぎ　2g
しょうが　1g
桜エビ　1g
いり白ごま　0.5g
しょうゆ　3g

［作り方］

①わけぎは小口切りにし、しょうがはおろす。
②豆腐に①と桜エビをのせてごまをふり、しょうがを添え、しょうゆをかける。

③ ガーリックソテー

エネルギー：26kcal 糖質：1.3g 食塩：0.3g

［材料］（1人分）

チンゲン菜　50 g
エリンギ　20 g
にんにく　1 g
ごま油　1.5 g
中華だしの素　1 g
こしょう　少々

［作り方］

①にんにくはみじん切りに、チンゲン菜とエリンギは5cmくらいの長さの棒状に切る。
②ごま油を熱したフライパンでにんにくを炒め、香りがたったらチンゲン菜とエリンギを加えてさらに炒め、中華だしの素とこしょうで味を調える。

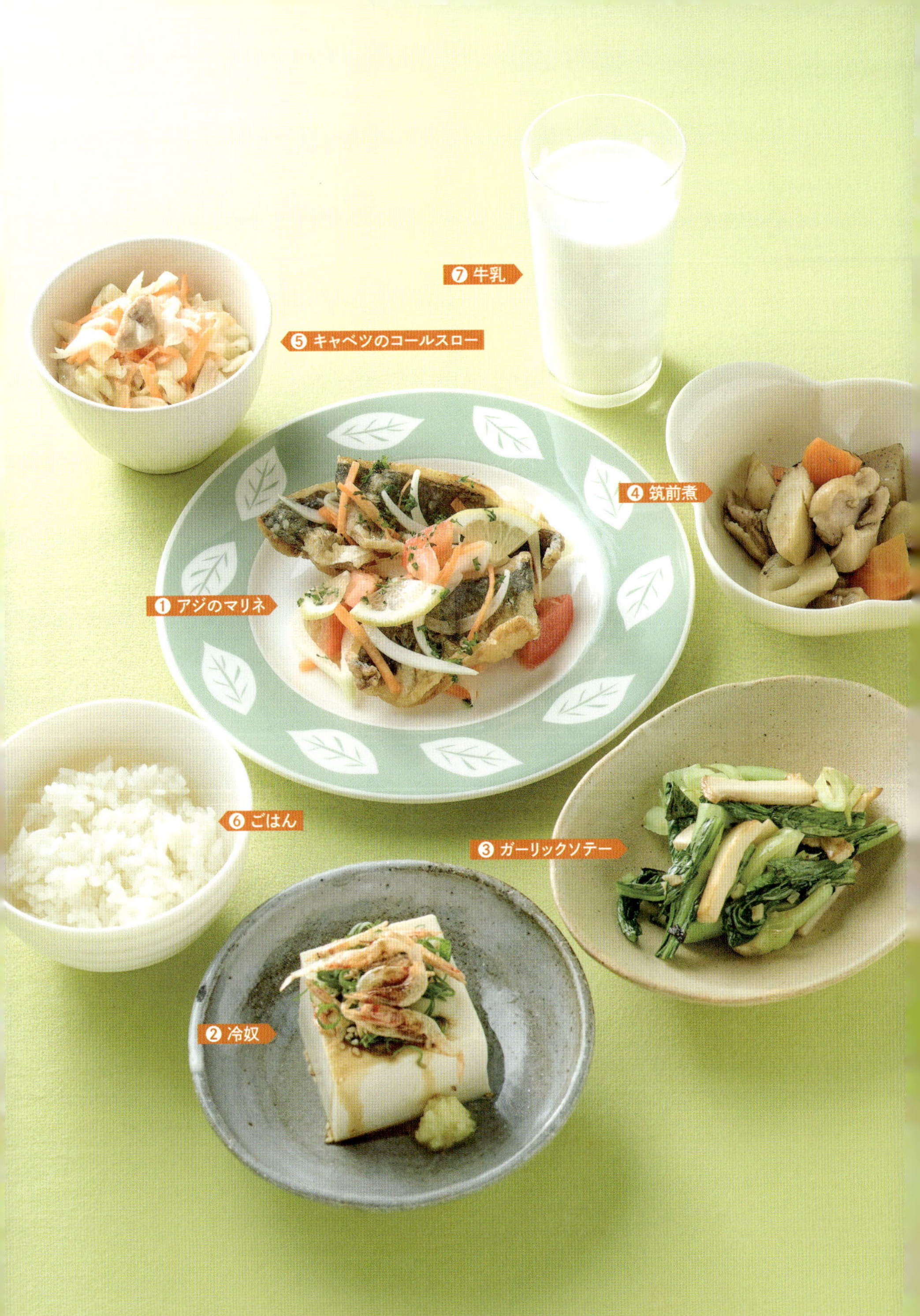
7 牛乳
5 キャベツのコールスロー
4 筑前煮
1 アジのマリネ
6 ごはん
3 ガーリックソテー
2 冷奴

夕食 Dinner エネルギー394kcal 糖質20.6g 食塩2.3g

❸ ツナサラダ

エネルギー：84kcal 糖質：3.2g 食塩：0.2g

[材料]（1人分）

大根 40 g
玉ねぎ 20 g
トマト 20 g
ツナオイル漬け（缶） 15 g
マヨネーズ 8 g
こしょう 少々

[作り方]

①大根は太めのせん切りに、玉ねぎは薄切りにし、トマトは大きめの角切りにする。
②①と油をきったツナをマヨネーズで和え、こしょうをふる。

❹ ぬたあえ

エネルギー：48kcal 糖質：7.0g 食塩：1.2g

[材料]（1人分）

にんじん 15 g
あさりむき身 15 g
長ねぎ 60 g
わかめ（乾燥） 1.5 g
A
　酢 8 g
　みそ 4 g
　砂糖 2 g

[作り方]

①イチョウ切りにしたにんじんとあさりはゆでる。
②ねぎは4cmほどの長さに切って、さらに縦半分に切り、ゆでる。わかめもさっとゆでる。
③小鍋にAを入れて弱火にかけ、ぽってりするまでかき混ぜながら加熱する。
④水気をきった①②を③で和える。

❶ ポークピカタ

エネルギー：250kcal 糖質：9.4g 食塩：0.7g

[材料]（1人分）

豚ロース肉 80 g（40g×2枚）
塩 ひとつまみ
こしょう 少々
小麦粉 10 g
溶き卵 15 g
サラダ油 2 g
キャベツ 30 g
レモン 10 g
パセリ 1 g
しょうゆ 3 g

[作り方]

①豚肉に塩・こしょう・小麦粉をまぶし、溶き卵をからめて、サラダ油を熱したフライパンで焼く。片面を焼いたら、ひっくり返してふたをして蒸し焼きにする。
②ざく切りにしたキャベツをゆでて水気をきり、レモン、パセリ、しょうゆと一緒に添える。

❷ 小松菜のおひたし

エネルギー：12kcal 糖質：1.0g 食塩：0.2g

[材料]（1人分）

小松菜 50g
えのき 15g
しょうゆ 1.5g

[作り方]

①小松菜とえのきは、それぞれゆでて5cmくらいの長さに切り、水気をきってしょうゆで和える。

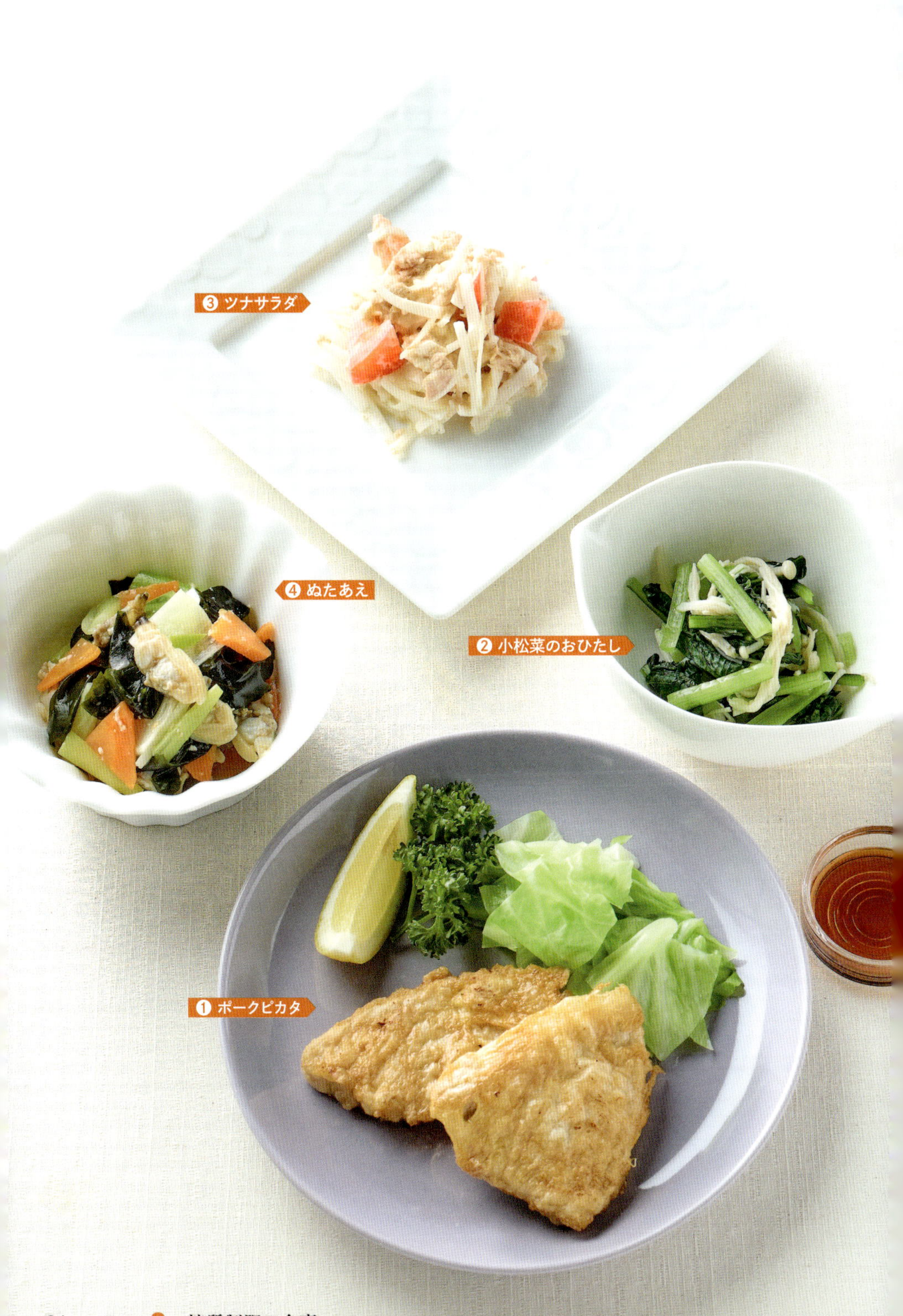
③ ツナサラダ
④ ぬたあえ
② 小松菜のおひたし
① ポークピカタ

4日目合計

エネルギー 1669kcal　糖質 114.1g　食塩 7.7g

RECIPE 4日目

❶ 油みそ炒め

エネルギー：69kcal　糖質：6.6g　食塩：0.6g

［材料］（1人分）

玉ねぎ　40 g
にんじん　10 g
なす　40 g
サラダ油　3 g
みそ　5 g
砂糖　1.8 g

［作り方］

①玉ねぎとにんじんは短めの太いせん切りに、なすは角切りにし、サラダ油を熱したフライパンで少し焼き色がつく程度に炒める。

②みそと砂糖をよく練り混ぜ、①に加えて炒め合わせる。

❷ 豆腐と三つ葉のみそ汁

エネルギー：27kcal　糖質：1.3g　食塩：0.5g

［材料］（1人分）

豆腐　30g
三つ葉　10 g
だしの素　1g
水　150mℓ
みそ　4g

［作り方］

①鍋にだしの素と水を入れて沸かし、さいの目に切った豆腐と細かく切った三つ葉を加える。

②ひと煮立ちさせたらみそを溶き入れる。

❸ ポーチドエッグ

エネルギー：78kcal　糖質：0.5g　食塩：0.6g

［材料］（1人分）

卵　50g（約1個）
酢　適量
しょうゆ　3g

［作り方］

①鍋に湯を沸かし、酢を加え、卵を割り入れる。

②好みのかたさで水に取り、食べるときにしょうゆをかける。

❹ チーズ

エネルギー：62kcal　糖質：0.2g　食塩：0.5g

［材料］（1人分）

プロセスチーズ　15g

❺ カレー風味の野菜炒め

エネルギー：61kcal　糖質：4.8g　食塩：0.2g

［材料］（1人分）

キャベツ　50 g
にんじん　10 g
しめじ　20 g
ホールコーン（缶）　15 g
サラダ油　3 g
塩　ひとつまみ
カレー粉　少々

［作り方］

①キャベツはざく切りに、にんじんは半月形のうす切りに、しめじは石づきを取ってほぐす。

②サラダ油を熱したフライパンで①とコーンを炒め、塩とカレー粉で味を調える。

❻ 小松菜のおひたし

エネルギー：13kcal　糖質：0.4g　食塩：0.1g

［材料］（1人分）

小松菜　50g
しょうゆ　1g
かつおぶし　1g

［作り方］

①小松菜はゆでて食べやすい長さに切り、水気をきってしょうゆで和え、かつおぶしをかける。

❼ 納豆

エネルギー：81kcal　糖質：2.4g　食塩：0.1g

［材料］（1人分）

納豆　40g
納豆のタレ　3g

❽ フルーツ

エネルギー：34kcal　糖質：8.6g　食塩：0.0g

［材料］（1人分）

バナナ　40g

朝食 Breakfast エネルギー425kcal 糖質24.8g 食塩2.6g

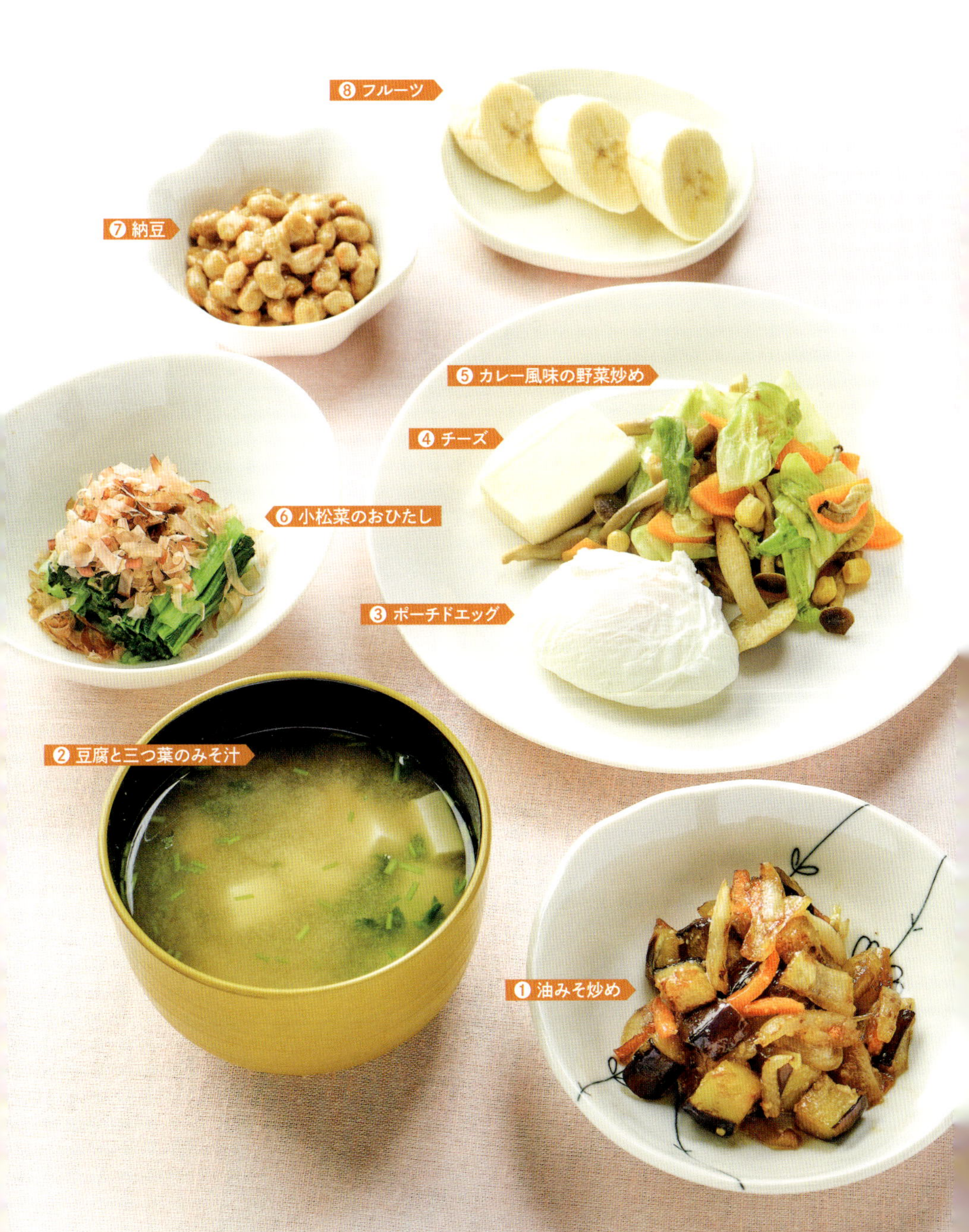

⑧ フルーツ
⑦ 納豆
⑤ カレー風味の野菜炒め
④ チーズ
⑥ 小松菜のおひたし
③ ポーチドエッグ
② 豆腐と三つ葉のみそ汁
① 油みそ炒め

昼食 Lunch　エネルギー766kcal　糖質65.9g　食塩2.9g　4日目

❶ 鮭のカラフル焼き

エネルギー：206kcal　糖質：7.3g　食塩：0.3g

[材料]（1人分）

鮭（切り身）　80g　　こしょう　少々
玉ねぎ　20g　　もやし　20g
にんじん　8g　　ほうれん草　30g
ゆで卵　8g　　じゃがいも　30g
マヨネーズ　8g　　パセリ　1g

[作り方]

①玉ねぎとにんじん、ゆで卵を5mm角に切り、マヨネーズとこしょうと合わせ、鮭の上にのせて、160度のオーブンで約7分焼く。
③もやし、ほうれん草をゆで、ほうれん草は食べやすい長さに切る。じゃがいもは皮をむいて乱切りにし、水にさらしてからゆで、ゆで汁を捨てて水分を飛ばしながらこふきいもにし、①にパセリと一緒に添える。

❷ 海鮮マリネ

エネルギー：107kcal　糖質：3.3g　食塩：0.7g

[材料]（1人分）

イカ　30g
エビ　40g
玉ねぎ　20g
パプリカ　20g
ブロッコリー　20g
トマト　20g

A
酢　5g
サラダ油　3g
塩　薬味スプーン1杯
こしょう　少々

[作り方]

①イカはワタと軟骨を取って一口大に切り、エビは殻をむき、いずれも下ゆでする。
②玉ねぎ、パプリカは一口大に切り、ブロッコリーは小房に分け、いずれも下ゆでする。
③トマトも一口大に切る。
④ボウルに①②③を入れ、Aで和える。

❸ わかめの酢の物

エネルギー：26kcal　糖質：4.2g　食塩：0.2g

[材料]（1人分）

わかめ（乾燥）　1g　　酢　7g
にんじん　15g　　砂糖　2g
大根　50g

[作り方]

①わかめは水でもどし、にんじんと大根は太めのせん切りにし、酢と砂糖で和える。

❹ しらたきのたらこ炒め

エネルギー：50kcal　糖質：1.1g　食塩：0.7g

[材料]（1人分）

しらたき　50g　　たらこ　15g
えのき　20g　　サラダ油　2g
しめじ　20g　　酒　1g

[作り方]

①しらたきはゆでて食べやすい長さに切る。
②えのきは石づきを取って半分に切り、しめじは石づきを取ってほぐす。
③サラダ油を熱したフライパンで②を炒め、①を加えてさらに炒める。
④③にたらこをほぐし入れ、酒も加えて、たらこが白っぽくなるまで炒める。

❺ 大豆のスープ

エネルギー：75kcal　糖質：3.6g　食塩：0.8g

[材料]（1人分）

大根　20g　　大豆（水煮）　15g
にんじん　8g　　コンソメ　1.5g
玉ねぎ　20g　　水　200mℓ
ウインナー　10g　　こしょう　少々

[作り方]

①野菜は角切りにし、ウインナーは輪切りにする。
②鍋に①と大豆、コンソメ、水を入れて火にかけ、野菜がやわらかくなるまで煮込み、こしょうをふる。

❻ ごはん

エネルギー：168kcal　糖質：36.8g　食塩：0.0g

[材料]（1人分）

ごはん　100g

❼ 牛乳

エネルギー：134kcal　糖質：9.6g　食塩：0.2g

[材料]（1人分）

牛乳　200mℓ

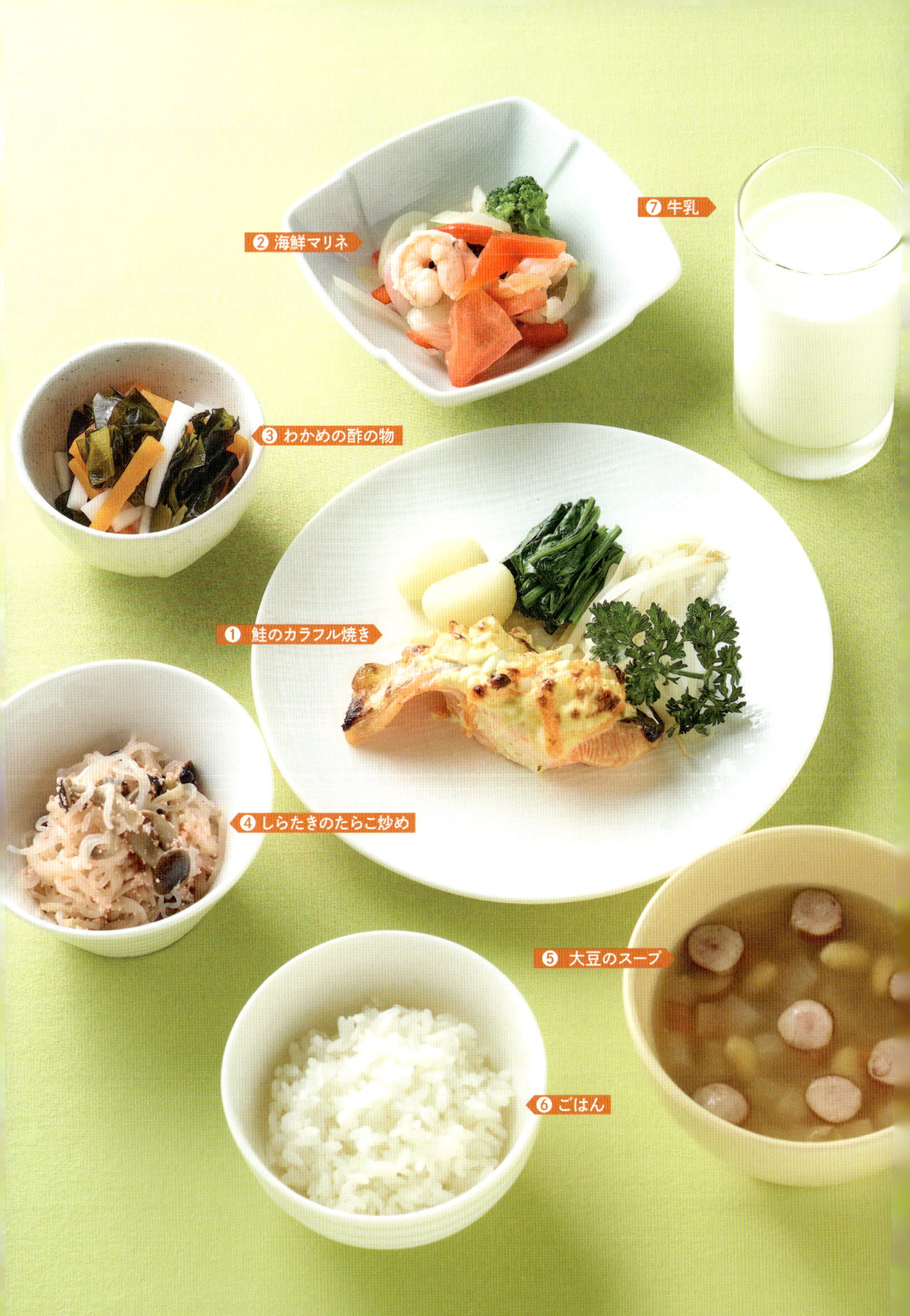
⑦ 牛乳
② 海鮮マリネ
③ わかめの酢の物
① 鮭のカラフル焼き
④ しらたきのたらこ炒め
⑤ 大豆のスープ
⑥ ごはん

夕食 Dinner エネルギー 478kcal 糖質 23.4g 食塩 2.2g 4日目

❸ 春雨サラダ

エネルギー：87kcal　糖質：10.1g　食塩：0.4g

[材料]（1人分）

春雨　8g
さやいんげん　15g
にんじん　8g
溶き卵　15g
サラダ油　2g
ノンオイル青じそドレッシング　6g

[作り方]

①春雨はゆでて水気をきり、食べやすい長さに切る。
②さやいんげんは2cmくらいの長さに、にんじんはイチョウ切りにして、それぞれゆでる。
③サラダ油を熱したフライパンで炒り卵を作る。
④①②③をドレッシングで和える。

❹ めんつゆ和え

エネルギー：15kcal　糖質：1.6g　食塩：0.1g

[材料]（1人分）

白菜　60g
三つ葉　8g
しめじ　20g
めんつゆ　4g

[作り方]

①白菜はざく切りに、三つ葉は食べやすい長さに切り、しめじは石づきを取ってほぐし、それぞれゆでる。
②①をめんつゆで和える。

❺ 豆腐のすまし汁

エネルギー：18kcal　糖質：1.0g　食塩：0.3g

[材料]（1人分）

小松菜　20g
えのき　15g
豆腐　20g
だしの素　1g
水　150mℓ
しょうゆ　1g
塩　ひとつまみ

[作り方]

①小松菜はゆでて食べやすい長さに切り、水気をきる。えのきは石づきを取って食べやすい長さに切る。
②鍋にだしの素と水を入れて沸かし、①とさいの目に切った豆腐を加えてひと煮立ちさせ、しょうゆと塩で味を調える。

❶ 牛肉のオイスターソース炒め

エネルギー：259kcal　糖質：7.1g　食塩：1.0g

[材料]（1人分）

キャベツ　50g
チンゲン菜　30g
まいたけ　25g
じゃがいも　25g
牛もも薄切り肉　80g
もやし　30g
サラダ油　4g

A
中華だしの素　1g
オイスターソース　4g

こしょう　少々

[作り方]

①キャベツとチンゲン菜はざく切りにし、まいたけは食べやすい大きさにほぐす。
②じゃがいもは皮をむき、乱切りにして水にさらし下ゆでする。
③サラダ油を熱したフライパンで①と牛肉を炒め、全体に火が通ったらもやしとじゃがいもを加える。
④③にAを加えてさっと炒め合わせ、こしょうをふる。

❷ 厚揚げのピリ辛炒め

エネルギー：99kcal　糖質：3.6g　食塩：0.4g

[材料]（1人分）

厚揚げ　40g
大根　40g
にんじん　10g
エリンギ　15g
サラダ油　2g
砂糖　1g
しょうゆ　3g
七味　ひとつまみ

[作り方]

①厚揚げを厚さ1cmの2cm角に切る。
②大根、にんじん、エリンギは短冊切りにする。
③サラダ油を熱したフライパンで①と②を炒め、砂糖、しょうゆ、七味を加えてさっと炒める。

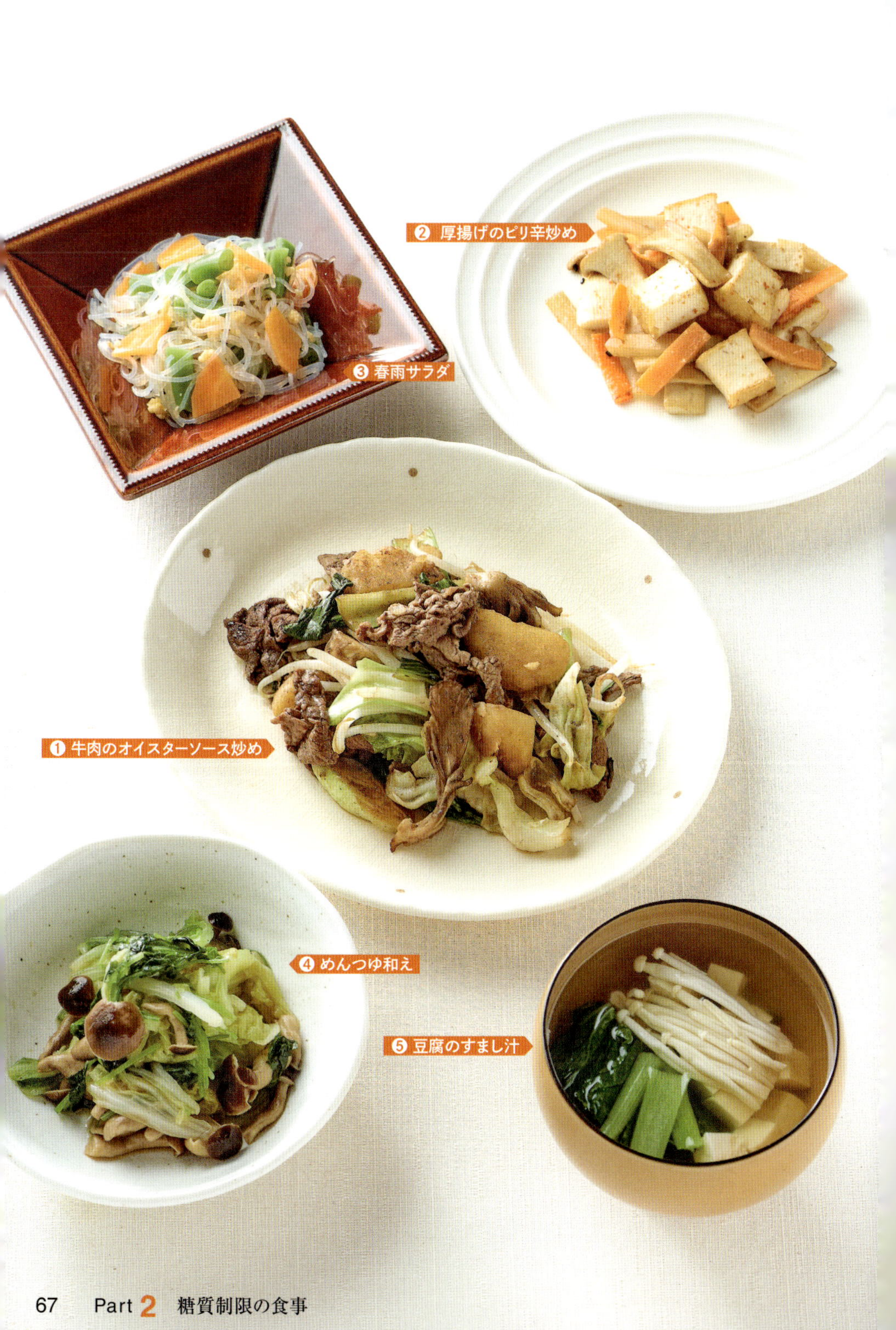
② 厚揚げのピリ辛炒め
③ 春雨サラダ
① 牛肉のオイスターソース炒め
④ めんつゆ和え
⑤ 豆腐のすまし汁

RECIPE

5日目

5日目合計

エネルギー 1689kcal　糖質 112.8g　食塩 7.7g

❹ じゃがいもと凍り豆腐のみそ汁

エネルギー：47kcal　糖質：5.3g　食塩：0.7g

[材料]（1人分）

じゃがいも　30g
凍り豆腐（細切りタイプ）　3g
わかめ（乾燥）　1g
だしの素　1g
水　150mℓ
みそ　4g

[作り方]

①じゃがいもは皮をむいて大きめの角切りにし、水にさらす。
②鍋にだしの素と水、①、凍り豆腐を入れて火にかけ、材料に火が通ったら、わかめを加える。
③②にみそを溶き入れる。

❺ 鮭缶

エネルギー：85kcal　糖質：0.1g　食塩：0.3g

[材料]（1人分）

鮭水煮（缶）　50g

❻ チーズ

エネルギー：62kcal　糖質：0.2g　食塩：0.5g

[材料]（1人分）

プロセスチーズ　15g

❼ 温泉卵

エネルギー：87kcal　糖質：1.1g　食塩：0.4g

[材料]（1人分）

卵　50g（約1個）

A
だし汁　7g
薄口しょうゆ　1g
みりん　1.6g

[作り方]

①水を入れた耐熱のマグカップに卵を割り入れ、電子レンジで10～20秒ずつ様子を見ながら加熱して温泉卵を作る。
②小鍋にAを入れ、ひと煮立ちさせて冷まし、温泉卵にかける。

❽ フルーツ

エネルギー：32kcal　糖質：7.0g　食塩：0.0g

[材料]（1人分）

みかん　70g（小1個）

❶ ひじきの煮もの

エネルギー：24kcal　糖質：3.9g　食塩：0.7g

[材料]（1人分）

にんじん　10g
干し椎茸　2g（約2枚）
ひじき（生）　30g

A
しょうゆ　3.5g
砂糖　1g
みりん　1g
水 100mℓ

[作り方]

①にんじんは短冊切りにし、干し椎茸は水でもどして薄切りにする。
②鍋に①とひじき、Aを入れ、材料がやわらかくなるまで煮る。

❷ マカロニカニサラダ

エネルギー：62kcal　糖質：9.9g　食塩：0.5g

[材料]（1人分）

ブロッコリー　20g
トマト　20g
レタス　20g
マカロニ　10g
カニカマ　10g
ノンオイル青じそドレッシング　5g

[作り方]

①ブロッコリーは小房に分けてゆで、トマトは大きめの角切りにし、レタスは食べやすい大きさにちぎる。
②マカロニを表示時間どおりにゆで、カニカマは適当な大きさにほぐす。
③①と②をドレッシングで和える。

❸ 小松菜のおひたし

エネルギー：9kcal　糖質：0.5g　食塩：0.1g

[材料]（1人分）

小松菜　50g
しょうゆ　1g
かつおぶし　1g

[作り方]

①小松菜はゆでて食べやすい長さに切り、水気をきり、しょうゆで和えてかつおぶしをかける。

朝食 Breakfast エネルギー408kcal 糖質28.0g 食塩3.2g

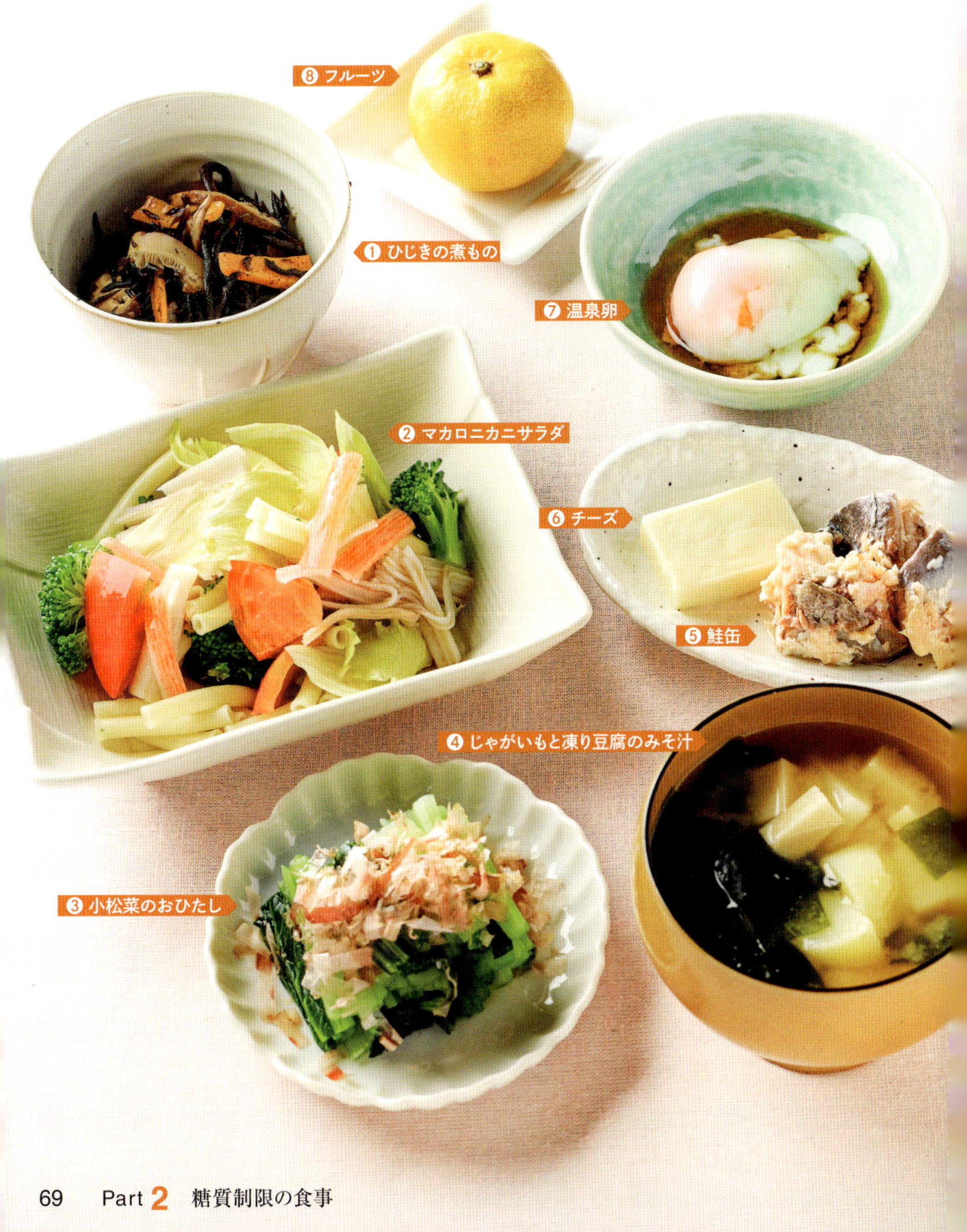

❽ フルーツ
❶ ひじきの煮もの
❼ 温泉卵
❷ マカロニカニサラダ
❻ チーズ
❺ 鮭缶
❹ じゃがいもと凍り豆腐のみそ汁
❸ 小松菜のおひたし

❶ 蒸しサバのおろしあんかけ

エネルギー：191kcal　糖質：4.8g　食塩：1.0g

[材料]（1人分）

サバ（切り身）　80 g
おろししょうが　3 g
酒　5 g
塩　ひとつまみ
しょうゆ　3.5 g
みりん　3 g
大根おろし　60 g
片栗粉　1 g
大葉　1 g（約2枚）

[作り方]

①サバにおろししょうがをすり込み、酒と塩をふって蒸す。
②鍋にしょうゆとみりんを煮立て、大根おろしを加えたら、同量の水（分量外）で溶いた片栗粉を加えてとろみをつける。
③蒸し上がったサバに②のおろしあんをかけ、せん切りにした大葉をのせる。

❷ 豆腐の中華炒め

エネルギー：195kcal　糖質：6.4g　食塩：0.7g

[材料]（1人分）

豆腐　80 g
鶏もも肉　30 g
じゃがいも　15 g
パプリカ（赤）　10 g
ピーマン　15 g
きくらげ（乾燥）　1 g
サラダ油　5 g

A
中華だしの素　1.5 g
しょうゆ　1 g
砂糖　1 g

[作り方]

①豆腐はキッチンペーパーで包んで軽く水気をきる。
②鶏肉は一口大に切り、皮をむいたじゃがいも、パプリカ、ピーマン、水でもどしたきくらげは乱切りにし、じゃがいもは水にさらして下ゆでする。
③サラダ油を熱したフライパンで、鶏肉、きくらげ、パプリカ、ピーマン、豆腐、じゃがいもの順に炒め、A を加えて味を調える。

昼食 Lunch エネルギー 808kcal 糖質 63.0g 食塩 2.1g 5日目

❸ ナムル

エネルギー：39kcal　糖質：3.0g　食塩：0.1g

[材料]（1人分）

にんじん　10 g
ほうれん草　20 g
もやし　40 g
ぜんまい（水煮）　40 g

A
しょうゆ　1 g
酢　5 g
砂糖　1 g
ごま油　1 g
いり白ごま　1 g

[作り方]

①にんじんはせん切りにし、ゆでる。ほうれん草はゆでて食べやすい長さに切る。もやしもゆでる。
②①とぜんまいの水気をきり、A で和える。

❹ 納豆

エネルギー：81kcal　糖質：2.4g　食塩：0.1g

[材料]（1人分）

納豆　40g
納豆のタレ　3g

❺ ごはん

エネルギー：168kcal　糖質：36.8g　食塩：0.0g

[材料]（1人分）

ごはん　100g

❻ 牛乳

エネルギー：134kcal　糖質：9.6g　食塩：0.2g

[材料]（1人分）

牛乳　200mℓ

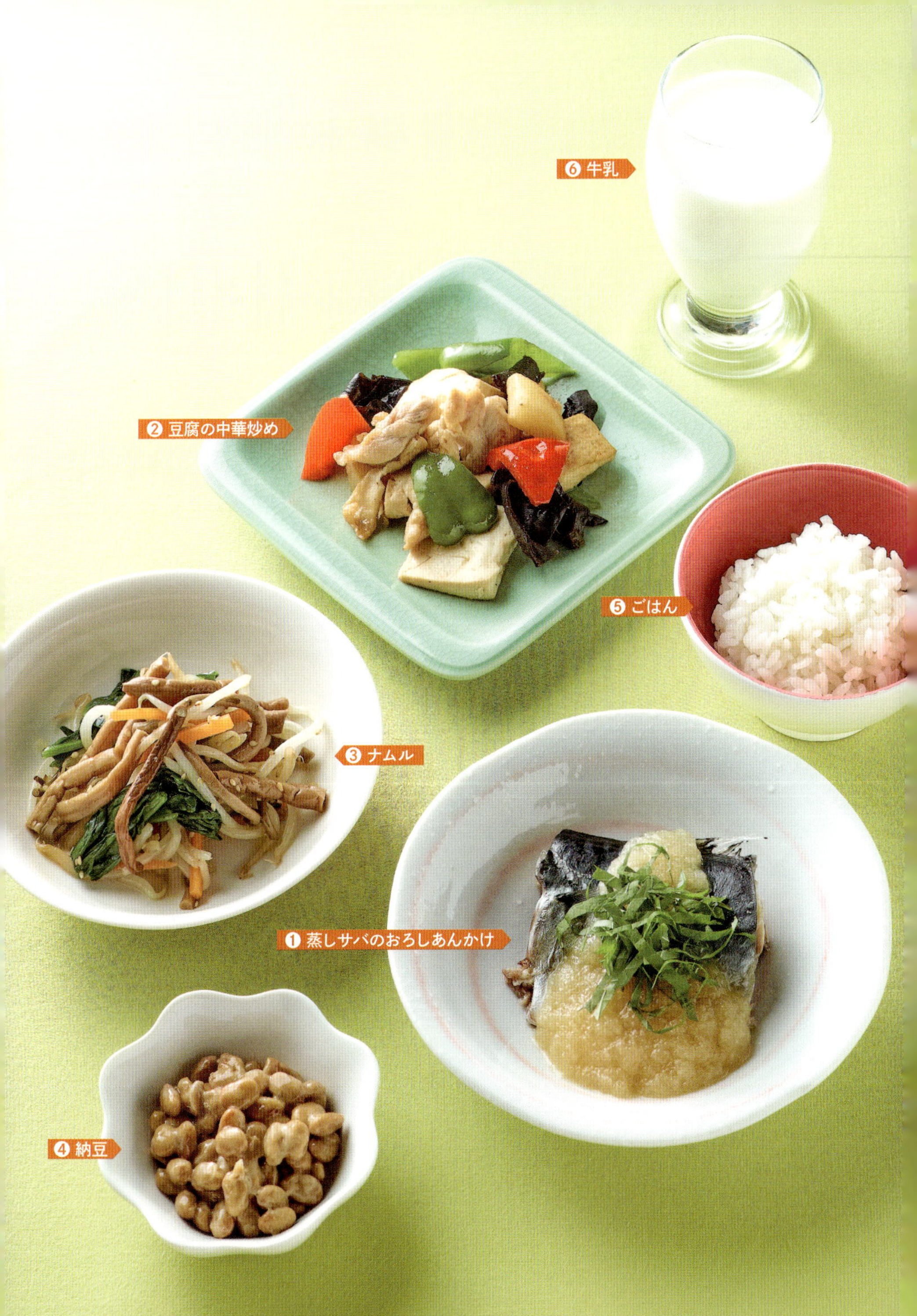
⑥ 牛乳
② 豆腐の中華炒め
⑤ ごはん
③ ナムル
① 蒸しサバのおろしあんかけ
④ 納豆

夕食 Dinner　エネルギー473kcal　糖質21.8g　食塩2.4g　5日目

❸ なすの揚げびたし

エネルギー：136kcal　糖質：7.4g　食塩：0.4g

[材料]（1人分）

なす　40 g
かぼちゃ　25 g
ピーマン　30 g
揚げ油　適量
A
　しょうゆ　3 g
　砂糖　1 g
　だしの素　1 g
　水　100mℓ

[作り方]

①野菜を小さめの乱切りにし、素揚げにする。
②小鍋に A を入れてひと煮立ちさせ、①と合わせて味をなじませる。

❹ 白菜のごま和え

エネルギー：36kcal　糖質：3.9g　食塩：0.4g

[材料]（1人分）

白菜　50 g
にんじん　15 g
しめじ　10 g
しょうゆ　3 g
砂糖　1.5g
すり白ごま　2 g

[作り方]

①白菜はざく切りに、にんじんはイチョウ切りにし、しめじは石づきを取ってほぐす。
②①をゆで、水気をきって、しょうゆ、砂糖、ごまで和える。

❶ 豚の冷しゃぶ

エネルギー：174kcal　糖質：4.4g　食塩：0.6g

[材料]（1人分）

豚肩薄切り肉　60 g
紫玉ねぎ　50 g
かいわれ　10 g
レタス　25 g
ごま醤油ドレッシング　10 g
いり白ごま　1 g
*ドレッシングは好みで変えて OK

[作り方]

①鍋に湯を沸かして豚肉をゆでる。
②薄切りにした玉ねぎ、かいわれ、ちぎったレタスを水にさらし、水気をきる。
③①と②をドレッシングで和え、ごまをふる。

❷ エビチリ

エネルギー：127kcal　糖質：6.1g　食塩：1.0g

[材料]（1人分）

エビ　70 g
イカ　40 g
長ねぎ　30 g
しょうが　5 g
にんにく　2 g
さやいんげん　20 g
サラダ油　2g
A
　ケチャップ　15g
　豆板醤　2 g
　酢　2 g

[作り方]

①エビは殻をむき、イカはワタと軟骨を取って皮をむき、一口大に切る。
②長ねぎ、しょうが、にんにくをみじん切りにし、サラダ油を熱したフライパンで炒め、香りがたったら①を加え、さらに A を加えて炒める。
③ゆでて1～2cmの長さに切ったさやいんげんを散らす。

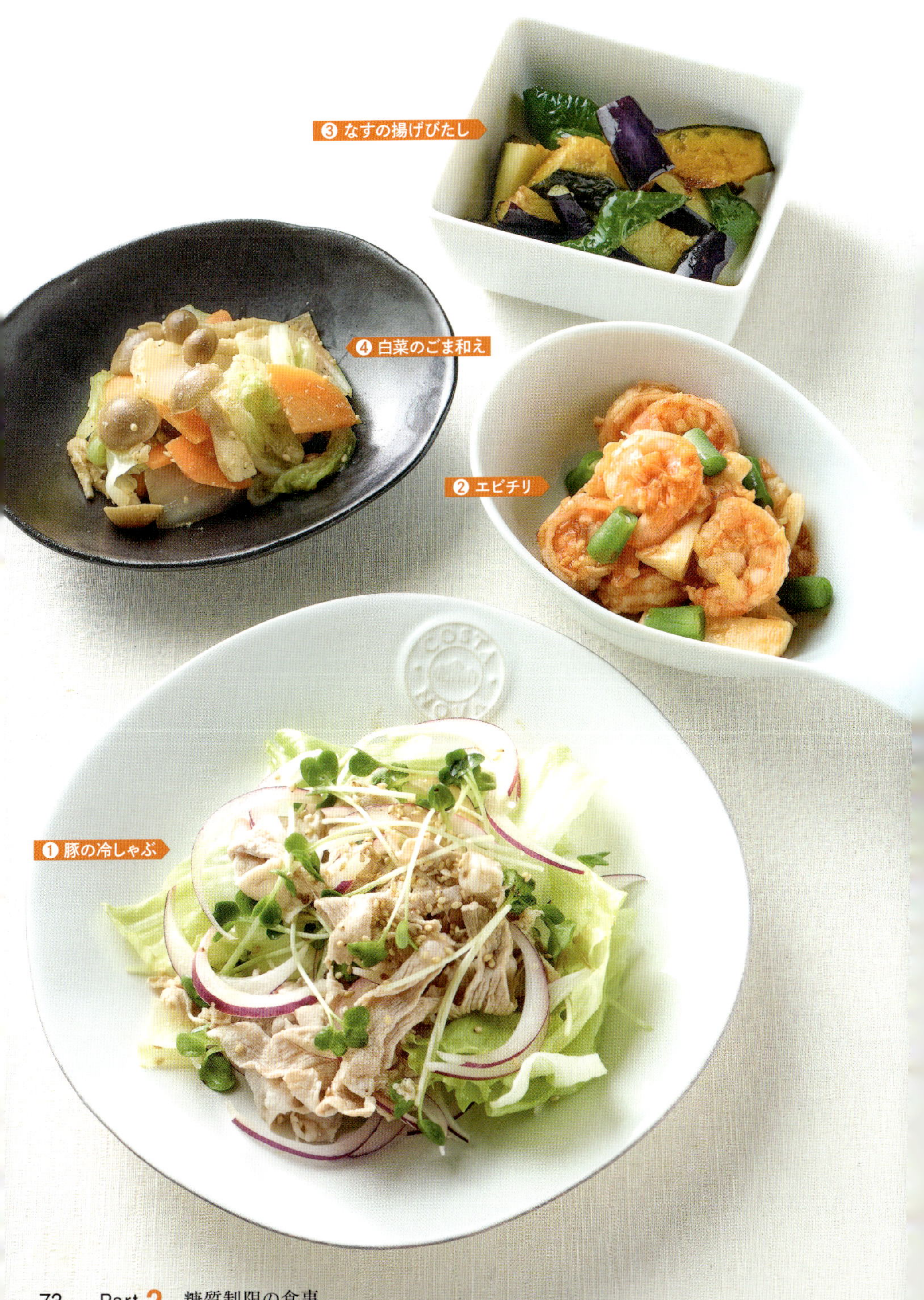
③ なすの揚げびたし
④ 白菜のごま和え
② エビチリ
① 豚の冷しゃぶ

RECIPE

6日目

6日目合計

エネルギー **1685kcal**　糖質 **115.7g**　食塩 **7.5g**

❶ たらこ和えサラダ

エネルギー：30kcal　糖質：2.1g　食塩：0.4g

[材料]（1人分）

ブロッコリー　20 g
キャベツ　30 g
大根　40 g
レタス　10 g
たらこ　8 g

[作り方]

①ブロッコリーは小房に分け、キャベツはざく切りに、大根は角切りにして、それぞれゆでる。
②レタスは食べやすい大きさにちぎる。
③ボウルにたらこをほぐし入れ、①②と和える。

❷ 野菜の煮物

エネルギー：52kcal　糖質：9.1g　食塩：0.5g

[材料]（1人分）

じゃがいも　40 g
にんじん　10 g
しめじ　15 g
刻み揚げ　2 g

A
だしの素　1 g
水 150mℓ
しょうゆ　3.5 g
砂糖　1.5 g

[作り方]

①じゃがいもとにんじんは乱切りにし、じゃがいもは水にさらす。しめじは石づきを取ってほぐす。
②鍋にAと①、刻み揚げを入れて、野菜がやわらかくなるまで煮る。

❸ ほうれん草のおひたし

エネルギー：13kcal　糖質：0.2g　食塩：0.2g

[材料]（1人分）

ほうれん草　50g
しょうゆ　1.5g

[作り方]

①ほうれん草はゆでて水気をきり、食べやすい長さに切ってしょうゆをかける。

❹ 目玉焼き

エネルギー：87kcal　糖質：0.5g　食塩：0.4g

[材料]（1人分）

卵　50g（約1個）
サラダ油　1g
しょうゆ　1.5g

[作り方]

①サラダ油を熱したフライパンで目玉焼きを作り、食べるときにしょうゆをかける。

❺ チーズ

エネルギー：62kcal　糖質：0.2g　食塩：0.5g

[材料]（1人分）

プロセスチーズ　15g

❻ イワシの味噌煮缶

エネルギー：64kcal　糖質：1.7g　食塩：0.4g

[材料]（1人分）

イワシの味噌煮（缶）　30g

❼ 大根と凍り豆腐のみそ汁

エネルギー：24kcal　糖質：1.5g　食塩：0.5g

[材料]（1人分）

大根　30g
凍り豆腐（細切りタイプ）　2g
だしの素　1g
水　150mℓ
みそ　4g

[作り方]

①大根はイチョウ切りにする。
②鍋にだしの素と水、①、凍り豆腐を入れて火にかけ、材料に火が通ったらみそを溶き入れる。

❽ フルーツ

エネルギー：34kcal　糖質：7.1g　食塩：0.0g

[材料]（1人分）

りんご　60g

朝食 Breakfast エネルギー366kcal 糖質22.4g 食塩2.9g

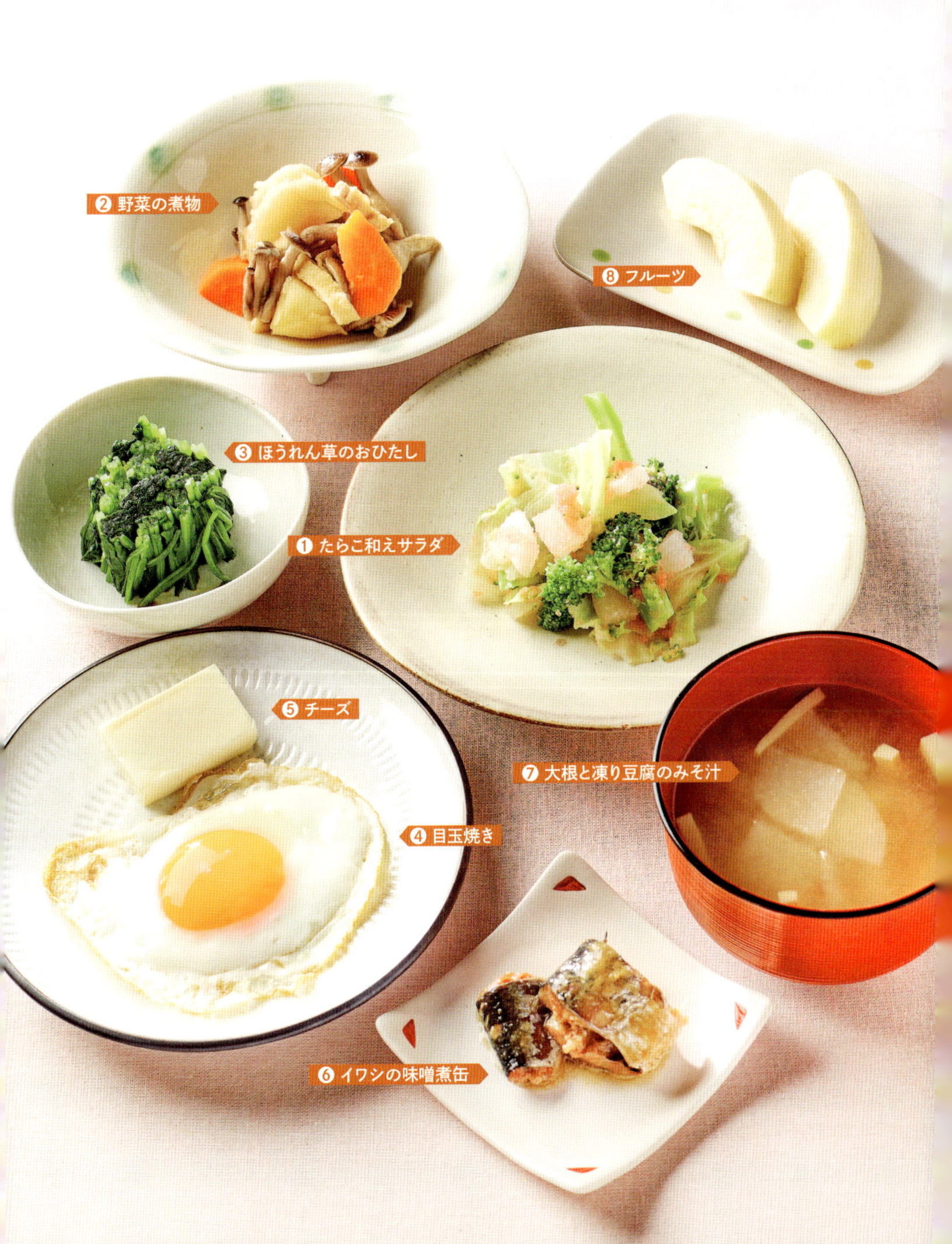
② 野菜の煮物
⑧ フルーツ
③ ほうれん草のおひたし
① たらこ和えサラダ
⑤ チーズ
⑦ 大根と凍り豆腐のみそ汁
④ 目玉焼き
⑥ イワシの味噌煮缶

昼食 Lunch エネルギー 791kcal 糖質 69.1g 食塩 2.2g

❸ パプリカとインゲンのごま和え

エネルギー：39kcal 糖質：4.9g 食塩：0.4g

［材料］（1人分）

パプリカ（赤） 20 g
玉ねぎ 30 g
さやいんげん 20 g

A
しょうゆ 2.5g
砂糖 1 g
すり白ごま 2.5 g

［作り方］

①パプリカと玉ねぎは太めのせん切りに、さやいんげんは3～4cmの長さに切って、それぞれゆでる。
②①の水気をきり、A で和える。

❹ 冷奴

エネルギー：62kcal 糖質：2.6g 食塩：0.4g

［材料］（1人分）

豆腐 100g
ねぎ 2g
しょうが 5g
しょうゆ 3g

［作り方］

①ねぎは小口切りにし、しょうがはおろす。
②豆腐に①をのせ、しょうゆをかける。

❺ しらすごはん

エネルギー：244kcal 糖質：41.3g 食塩：0.5g

［材料］（1人分）

溶き卵 20 g
ごはん 100g
しらす干し 3 g
大葉 0.5 g（約1枚）
サラダ油 1 g

A
酢 15 g
砂糖 4 g
塩 ひとつまみ

いり白ごま 2 g

［作り方］

①サラダ油を熱したフライパンに溶き卵を流し入れ、炒り卵を作る。
②温かいごはんに A を加え混ぜ、①、しらす干し、刻んだ大葉、ごまを混ぜ合わせる。

❻ 牛乳

エネルギー：134kcal 糖質：9.6g 食塩：0.2g

［材料］（1人分）

牛乳 200mℓ

❶ 鶏のから揚げ

エネルギー：292kcal 糖質：8.4g 食塩：0.4g

［材料］（1人分）

鶏もも肉 70 g

A
しょうゆ 2 g
酒 1 g
おろししょうが 2 g

片栗粉 8 g
揚げ油 適量
キャベツ 30 g
かいわれ 10 g
サラダ菜 10 g
レモン 10 g

［作り方］

①鶏肉をぶつ切りにし、A をもみ込む。
②①に片栗粉をまぶし、中温の油で揚げる。
③せん切りにしたキャベツとかいわれ、サラダ菜を一緒に皿に盛り、くし形切りにしたレモンを添える。

❷ きのこポン酢

エネルギー：20kcal 糖質：2.3g 食塩：0.3g

［材料］（1人分）

しめじ 30 g
えのき 20 g
まいたけ 20 g
大根おろし 20 g
ぽん酢しょうゆ 4 g

［作り方］

①きのこは石づきを取ってほぐし、ゆでて水気をきる。
②①と大根おろし、ぽん酢を混ぜ合わせる。

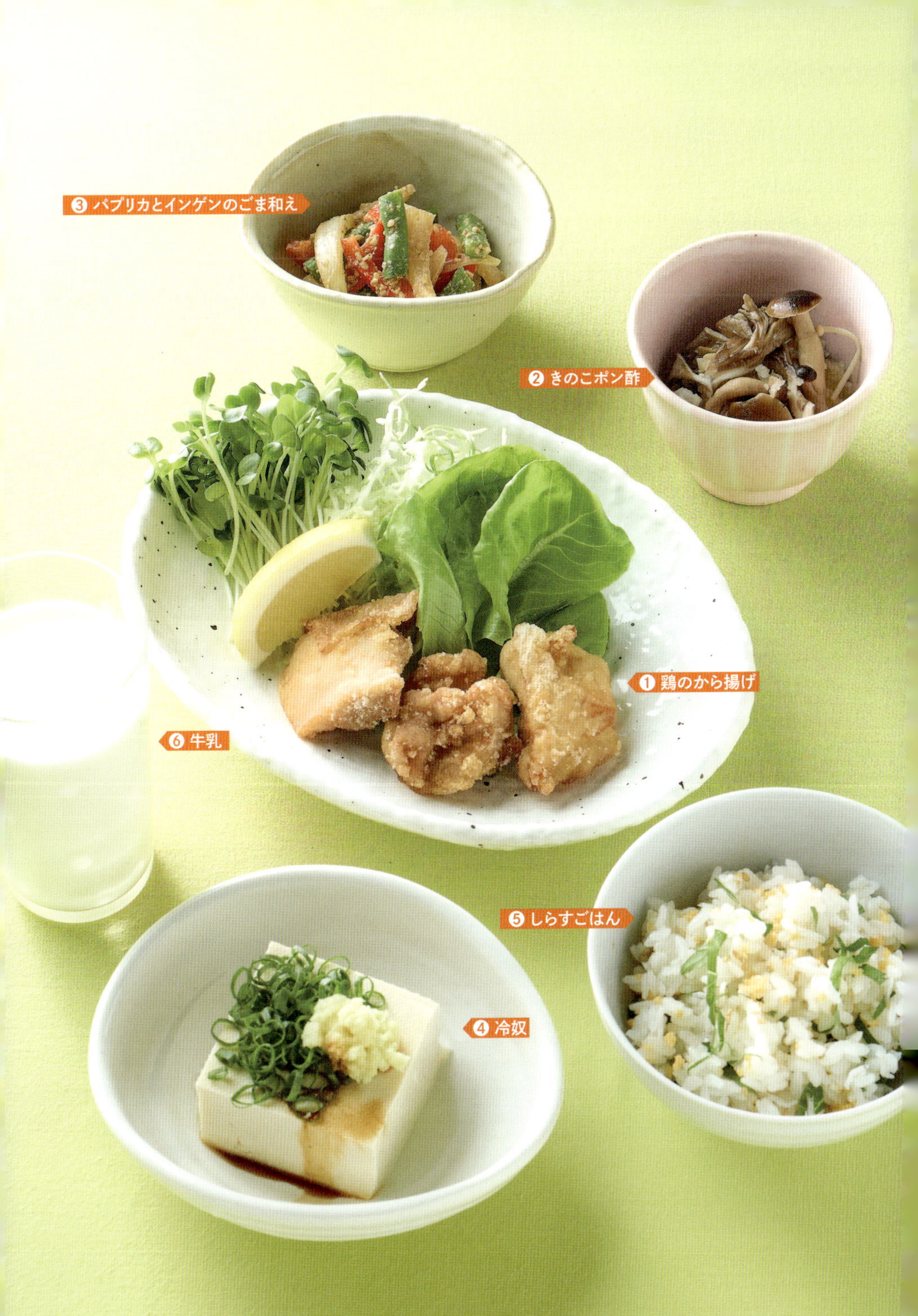
③ パプリカとインゲンのごま和え
② きのこポン酢
① 鶏のから揚げ
⑥ 牛乳
⑤ しらすごはん
④ 冷奴

夕食 Dinner　エネルギー528kcal　糖質24.2g　食塩2.4g　6日目

❸ じゃがいもとブロッコリーのサラダ

エネルギー：173kcal　糖質：7.3g　食塩：0.4g

[材料]（1人分）

じゃがいも　40 g
ブロッコリー　40 g
A
　マヨネーズ　8 g
　マスタード　3 g
　塩　少々
卵　50 g（約 1 個）

[作り方]

①じゃがいもは皮をむいて乱切りにし、水にさらしてからゆでる。ブロッコリーは小房に分け、ゆでる。
②①を A で和え、ゆでて殻をむき食べやすい大きさに切った卵を添える。

❹ 冷やしトマト

エネルギー：27kcal　糖質：5.3g　食塩：0.4g

[材料]（1人分）

トマト　90g
玉ねぎ　20g
大葉　0.5g（約 1 枚）
ノンオイル青じそドレッシング　5 g

[作り方]

①よく冷やしたトマトはくし形に切る。
②玉ねぎはみじん切りにし、さっとゆでる。大葉はみじん切りにする。
③②と青じそドレッシングを混ぜ、①にかける。

❶ 八宝菜

エネルギー：149kcal　糖質：8.2g　食塩：0.8g

[材料]（1人分）

豚もも薄切り肉　50 g
きくらげ（乾燥）　1 g
たけのこ（水煮）　40 g
白菜　25g
チンゲン菜　50 g
にんじん　15 g
パプリカ（黄）25 g
玉ねぎ　40 g
かまぼこ　15 g
にんにく　1 g
しょうが　1 g
サラダ油　2 g
塩　薬味スプーン 1 杯
中華だしの素　1 g
片栗粉　1 g

[作り方]

①豚肉、水でもどしたきくらげ、たけのこ、白菜、チンゲン菜は食べやすい大きさに切り、にんじんとパプリカは短冊切りに、玉ねぎはくし形切りにする。かまぼこはスライスして半分に切る。にんにく、しょうがはみじん切りにする。
②サラダ油を熱したフライパンでにんにくとしょうがを炒め、香りがたったら豚肉、野菜、きくらげ、かまぼこの順に加えて炒める。
③塩、中華だしの素で味を調え、同量の水（分量外）で溶いた片栗粉を加えてとろみをつける。

❷ ぶりの照り焼き

エネルギー：179kcal　糖質：3.4g　食塩：0.8g

[材料]（1人分）

ぶり（切り身）　60 g
A
　しょうゆ　3.5 g
　酒　1 g
　砂糖　2 g
サラダ油　1 g
はじかみしょうが　1 本
大根おろし　30 g

[作り方]

①ぶりは A に漬け込み、サラダ油を熱したフライパンで焼く。
②皿に盛ってはじかみしょうがと大根おろしを添える。

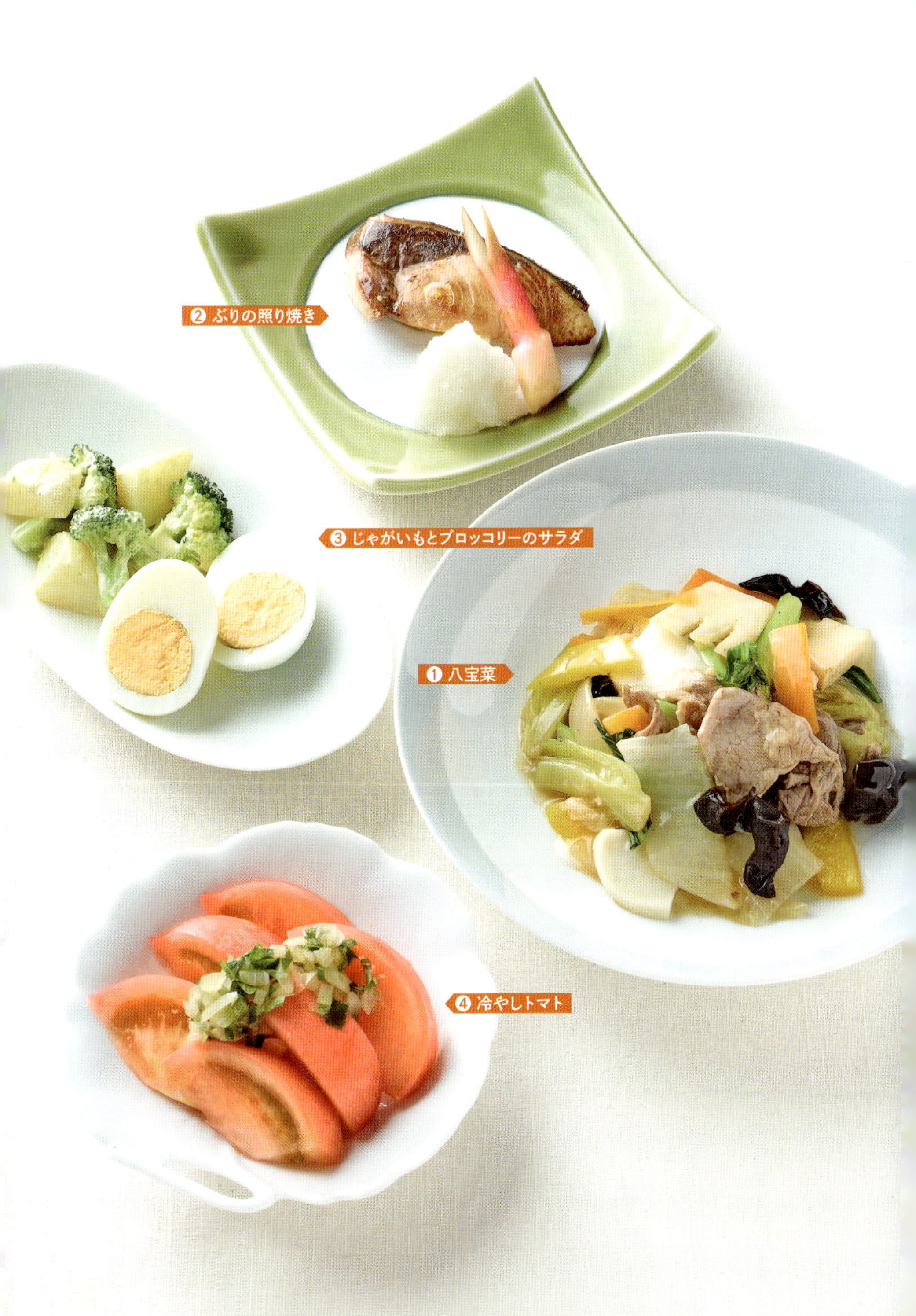
② ぶりの照り焼き
③ じゃがいもとブロッコリーのサラダ
① 八宝菜
④ 冷やしトマト

7日目合計

エネルギー1690kcal　糖質115.6g　食塩7.7g

❶ 焼き魚

エネルギー：51kcal　糖質：0.0g　食塩：0.5g

［材料］（1人分）

塩鮭（切り身）　30g

［作り方］

①グリルもしくは焼き網で両面こんがり焼く。

❷ マカロニサラダ

エネルギー：123kcal　糖質：6.1g　食塩：0.2g

［材料］（1人分）

マカロニ（コンキッリエ）6 g
*普通のマカロニでもOK
ブロッコリー　30 g
レタス　30 g
トマト　20 g
マヨネーズ　12 g
こしょう　少々

［作り方］

①マカロニは表示時間どおりにゆでる。
②ブロッコリーは小房に分け、ゆでる。レタスは食べやすい大きさにちぎり、トマトは大きめの角切りにする。
③①と②をマヨネーズとこしょうで和える。

❸ 野菜カレー炒め

エネルギー：42kcal　糖質：3.1g　食塩：0.1g

［材料］（1人分）

キャベツ　50 g
にんじん　10 g
ピーマン　15 g
しめじ　25 g
サラダ油　2 g
カレー粉　ひとつまみ
しょうゆ　1 g
こしょう　少々

［作り方］

①キャベツはざく切りに、にんじんとピーマンは太めのせん切りにし、しめじは石づきを取ってほぐす。
②サラダ油を熱したフライパンで①を炒め、カレー粉、しょうゆ、こしょうで味を調える。

❹ 白菜と三つ葉のおひたし

エネルギー：10kcal　糖質：1.0g　食塩：0.1g

［材料］（1人分）

白菜　50g
三つ葉　10g
しょうゆ　1g

［作り方］

①白菜はざく切りにし、三つ葉は食べやすい長さに切り、それぞれゆでる。
②①の水気をきって、しょうゆで和える。

❺ 小松菜とじゃがいものみそ汁

エネルギー：48kcal　糖質：7.5g　食塩：0.5g

［材料］（1人分）

小松菜　20 g
じゃがいも　30 g
麩　4 g
だしの素　1 g
水　150mℓ
みそ　4 g

［作り方］

①小松菜は食べやすい長さに切る。じゃがいもは皮をむいて1cm幅の輪切りにして水にさらす。
②鍋にだしの素と水、じゃがいもを入れて火にかけ、じゃがいもに火が通ったら小松菜を加え、最後に麩を入れてみそを溶き入れる。

❻ ゆで卵

エネルギー：76kcal　糖質：0.2g　食塩：0.2g

［材料］（1人分）

卵　50g（約1個）

❼ チーズ

エネルギー：62kcal　糖質：0.2g　食塩：0.5g

［材料］（1人分）

プロセスチーズ　15g

朝食 Breakfast エネルギー412kcal 糖質18.1g 食塩2.1g

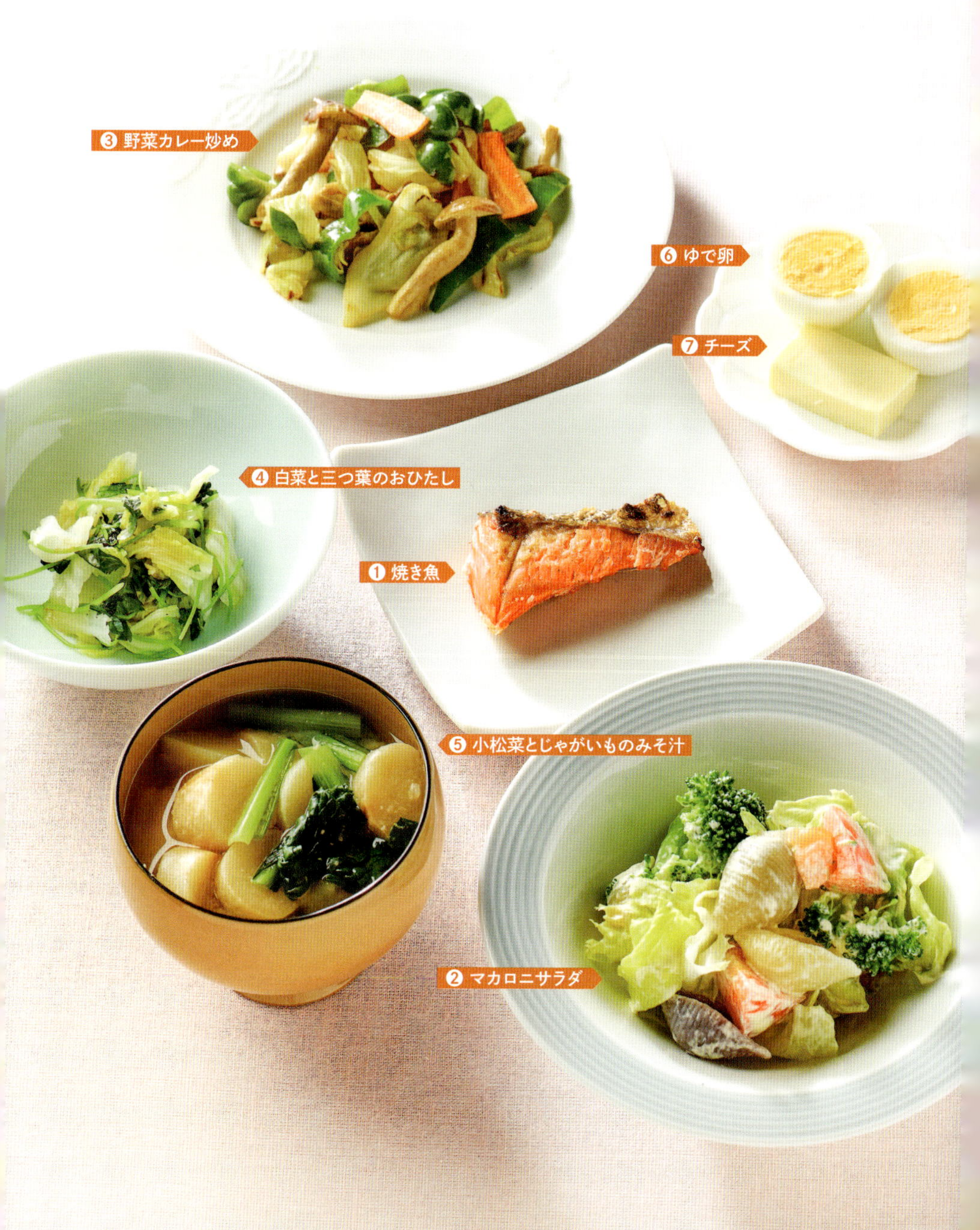
③ 野菜カレー炒め
⑥ ゆで卵
⑦ チーズ
④ 白菜と三つ葉のおひたし
① 焼き魚
⑤ 小松菜とじゃがいものみそ汁
② マカロニサラダ

昼食 Lunch エネルギー 809㎉ 糖質 78.0g 食塩 2.7g 7日目

❸ 里芋とさつま揚げの煮もの

エネルギー：59㎉　糖質：9.2g　食塩：0.9g

[材料]（1人分）

さつま揚げ　15 g

里芋　40 g

にんじん　10 g

生椎茸　10 g

水　150mℓ

砂糖　1.5 g

しょうゆ　4 g

[作り方]

①さつま揚げは一口大に切り、里芋とにんじんは乱切りに、椎茸も同じくらいの大きさに切る。

②鍋に水と①を入れて煮こみ、やわらかくなったら砂糖としょうゆを加えて水気がなくなるまで煮る。

❹ 納豆

エネルギー：81㎉　糖質：2.4g　食塩：0.1g

[材料]（1人分）

納豆　40g

納豆のたれ　3g

❺ ごはん

エネルギー：168㎉　糖質：36.8g　食塩：0.0g

[材料]（1人分）

ごはん　100g

❻ 牛乳

エネルギー：134㎉　糖質：9.6g　食塩：0.2g

[材料]（1人分）

牛乳　200mℓ

❶ アジフライ

エネルギー：293㎉　糖質：15.8g　食塩：0.8g

[材料]（1人分）

アジ（開き、または３枚おろし）　80 g

塩　ひとつまみ

こしょう　少々

小麦粉　10 g

溶き卵　10 g

パン粉　10 g

揚げ油　適量

キャベツ　30g

にんじん　10 g

パセリ　2 g

中濃ソース　3 g

[作り方]

①アジは塩・こしょうで下味をつけ、小麦粉、溶き卵、パン粉の順に衣をつけて、中温の油で揚げる。

②せん切りにしたキャベツとにんじん、パセリ、中濃ソースを添える。

❷ ささみのみぞれあえ

エネルギー：74㎉　糖質：4.2g　食塩：0.7g

[材料]（1人分）

ささみ　40 g

にんじん　10 g

えのき　30 g

きゅうり　20 g

大根おろし　50 g

ぽん酢しょうゆ　8 g

[作り方]

①ささみはゆでて細かくほぐす。

②にんじんは太めのせん切りにし、石づきを取って半分に切ったえのきと一緒にゆで、水気をきる。きゅうりは4～5cmの長さの棒状に切る。

③①と②を合わせて、大根おろしとぽん酢で和える。

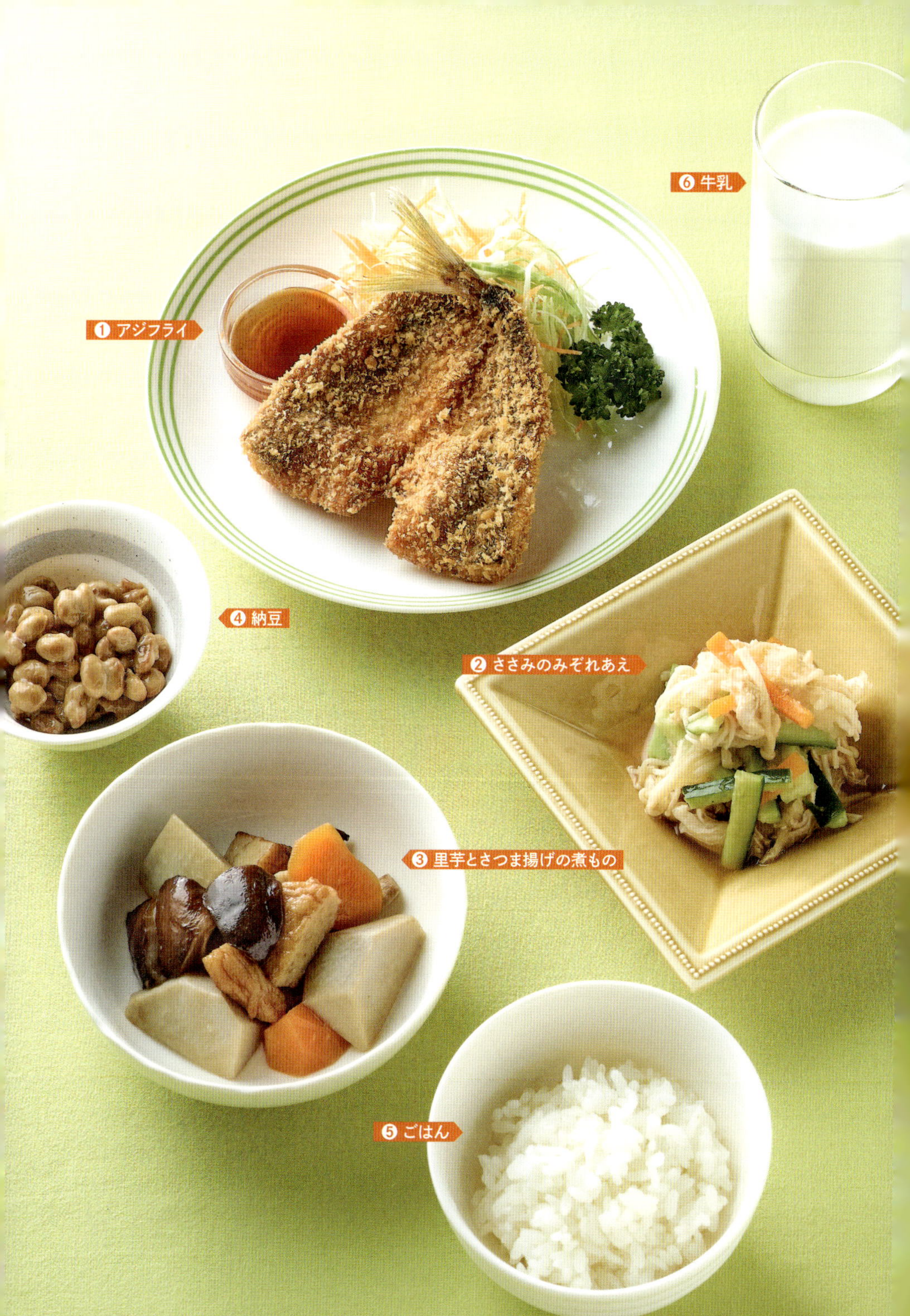
6 牛乳
1 アジフライ
4 納豆
2 ささみのみぞれあえ
3 里芋とさつま揚げの煮もの
5 ごはん

夕食 Dinner エネルギー469kcal 糖質19.5g 食塩2.9g 7日目

❹ 豆腐田楽

エネルギー：98kcal　糖質：4.9g　食塩：0.7g

[材料]（1人分）

豆腐　100 g
サラダ油　少々
A
みそ　6 g
みりん　2 g
砂糖　1 g
すり白ごま　2 g
ゆずの皮　少々

[作り方]

①フライパンにサラダ油を熱し、豆腐を焼き目がつくまで焼く。
② A を小鍋に入れて火にかけ、つやがでるまで混ぜながら加熱して甘みそを作る。
③①に②をのせて、ゆずの皮のせん切りを飾る。

❺ 中華スープ

エネルギー：16kcal　糖質：2.9g　食塩：0.3g

[材料]（1人分）

干し椎茸　1g（約 1 枚）
春雨　2 g
にんじん　10 g
チンゲン菜　15 g
中華だしの素　1 g
水　180mℓ
しょうゆ　1 g

[作り方]

①干し椎茸は水でもどして薄切りにし、春雨はゆでて食べやすい長さに切る。
②にんじんは短冊切りにし、チンゲン菜は3～4cmの長さに切る。
③鍋に中華だしの素と水を入れて沸かし、①と②を入れ、野菜に火が通ったら、塩としょうゆで味を調える。

❶ 豚肉のみそ蒸し

エネルギー：263kcal　糖質：7.0g　食塩：1.0g

[材料]（1人分）

豚肩薄切り肉　100 g
玉ねぎ　50 g
キャベツ　40 g
かいわれ　10 g
A
みそ　7 g
みりん　3 g
おろししょうが　2 g

[作り方]

①豚肉に A をもみ込み、うす切りにした玉ねぎを合わせる。
②①をフッ素樹脂加工のフライパンかホットプレートに並べ、ふたをして蒸し焼きにする。
③ざく切りにしたキャベツとかいわれをゆで、②に添える。

❷ きのこソテー

エネルギー：50kcal　糖質：1.7g　食塩：0.2g

[材料]（1人分）

しめじ　20 g
エリンギ　20 g
えのき　20 g
パプリカ（赤）10 g
サラダ油　4 g
塩　ひとつまみ
こしょう　少々

[作り方]

①きのこは石づきを取り、しめじはほぐし、エリンギとえのきは4～5cmの長さに切る。
②パプリカは短冊切りにする。
③サラダ油を熱したフライパンで①と②を炒め、塩・こしょうで味を調える。

❸ エビ入り酢の物

エネルギー：42kcal　糖質：3.0g　食塩：0.7g

[材料]（1人分）

エビ　25 g
わかめ（乾燥）　1.5 g
きゅうり　40 g
A
酢　6 g
砂糖　2 g
塩　ひとつまみ

[作り方]

①エビは殻をむいてゆで、わかめは水でもどす。きゅうりは輪切りにする。
②①を合わせて、A で和える。

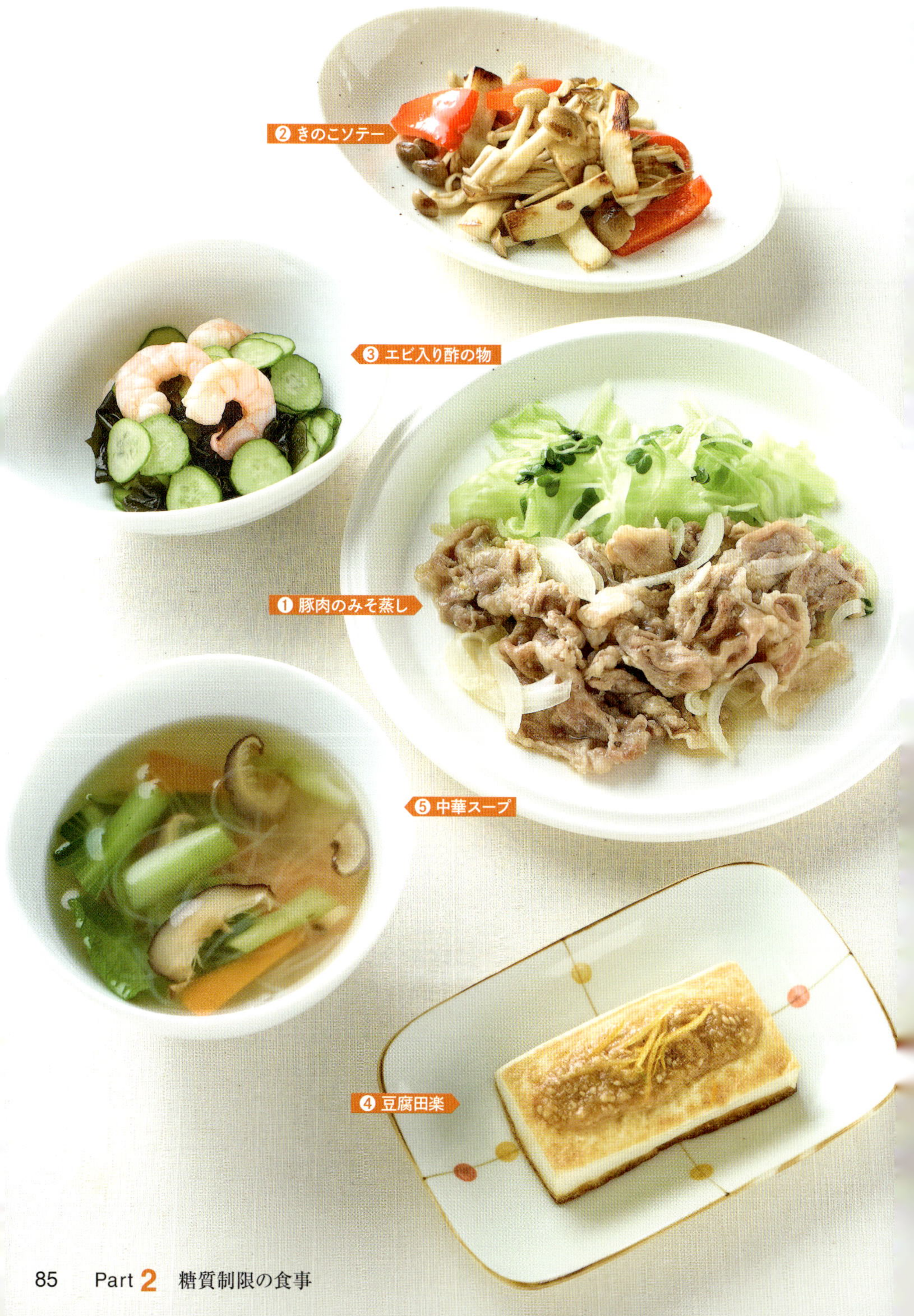
❷ きのこソテー
❸ エビ入り酢の物
❶ 豚肉のみそ蒸し
❺ 中華スープ
❹ 豆腐田楽

エネルギー 780 kcal　糖質 64.3g　食塩 2.7g

❶ 豚肉のしょうが焼き

エネルギー：212kcal　糖質：6.1g　食塩：1.0g

[材料]（1人分）

玉ねぎ　40 g
豚肩薄切り肉　60 g
おろししょうが　3 g
サラダ油　5 g
A
　しょうゆ　6 g
　酒　5 g
　砂糖　2 g
キャベツ　30 g
パセリ　1 g

[作り方]

①玉ねぎは薄切りにする。
②サラダ油を熱したフライパンで豚肉を炒め、色が変わったら①を加え、全体に火が通ってきたらおろししょうがと A を加えて炒める。
③せん切りにしたキャベツとパセリを添える。

❷ ツナのスピナッツ

エネルギー：125kcal　糖質：1.6g　食塩：0.7g

[材料]（1人分）

ほうれん草　30 g
キャベツ　30 g
もやし　30 g
ツナオイル漬け（缶）　15 g
卵　50 g（約 1 個）
サラダ油　2 g
しょうゆ　3 g

[作り方]

①ほうれん草は食べやすい長さに切り、キャベツは太めのせん切りにする。
②①ともやしをさっとゆでる。
③サラダ油を熱したフライパンに②と油をきったツナを広げてしょうゆを回しかけ、まん中にくぼみを作って卵を割り入れる。ふたをして蒸し焼きにする。

❸ エビトマト

エネルギー：60kcal　糖質：7.8g　食塩：0.7g

[材料]（1人分）

エビ　20 g
じゃがいも　30 g
玉ねぎ　30 g
にんじん　10 g
トマト水煮（缶）　20 g
水　100mℓ
コンソメ　1 g
塩　少々

[作り方]

①エビは殻をむいてレンジで色が変わる程度に加熱する。
②じゃがいもは皮をむき、食べやすい大きさに切って水にさらす。玉ねぎとにんじんも同様に切る。
③鍋にトマト水煮と水、コンソメ、②を入れて火にかけ、材料に火が通ったらエビを加えて軽く煮て、塩で味を調える。

❹ 納豆

エネルギー：81kcal　糖質：2.4g　食塩：0.1g

[材料]（1人分）

納豆　40g
納豆のタレ　3g

❺ ごはん

エネルギー：168kcal　糖質：36.8g　食塩：0.0g

[材料]（1人分）

ごはん　100g

❻ 牛乳

エネルギー：134kcal　糖質：9.6g　食塩：0.2g

[材料]（1人分）

牛乳　200mℓ

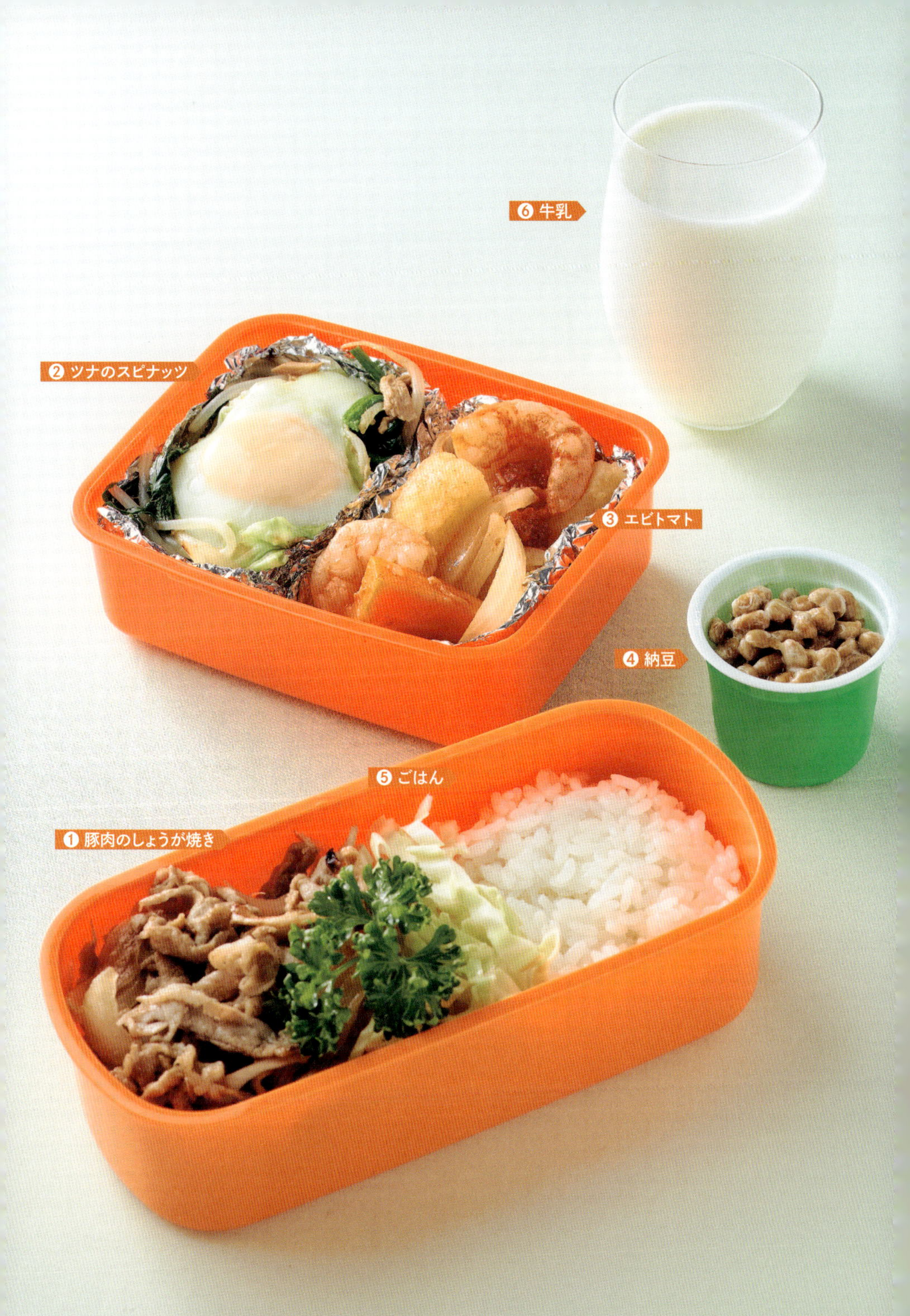
❻ 牛乳
❷ ツナのスピナッツ
❸ エビトマト
❹ 納豆
❺ ごはん
❶ 豚肉のしょうが焼き

BENTO 2

エネルギー **823** kcal　糖質 **64.5**g　食塩 **2.7**g

❷ 厚揚げ入り野菜炒め

エネルギー：203kcal　糖質：8.3g　食塩：0.9g

［材料］（1人分）

厚揚げ　75 g
キャベツ　40 g
ピーマン　25 g
玉ねぎ　30 g
生椎茸　10 g
かまぼこ　20 g
サラダ油　2g

A
しょうゆ　3 g
砂糖　1 g
こしょう　少々
ごま油　1 g

［作り方］

①厚揚げは一口大に切り、野菜と椎茸は太めのせん切りに、かまぼこはイチョウ切りにする。
②フライパンにサラダ油を熱し、厚揚げ以外の①を炒め、しんなりしてきたら厚揚げを加えて炒め、A を加えてさっと炒める。

❸ わかめと大根の酢の物

エネルギー：23kcal　糖質：3.5g　食塩：0.4g

［材料］（1人分）

わかめ（乾燥）　1.5 g
大根　50 g
かいわれ　10 g
酢　7 g
砂糖　2 g

［作り方］

①わかめは水でもどす。大根は短冊切りにする。
②①とかいわれを酢と砂糖で和える。

❹ ゆで卵

エネルギー：76kcal　糖質：0.2g　食塩：0.2g

［材料］（1人分）

ゆで卵　50 g（約 1 個）

❺ ごはん

エネルギー：168kcal　糖質：36.8g　食塩：0.0g

［材料］（1人分）

ごはん　100g

❻ 牛乳

エネルギー：134kcal　糖質：9.6g　食塩：0.2g

［材料］（1人分）

牛乳　200mℓ

❶ ハンバーグ

エネルギー：219kcal　糖質：6.1g　食塩：1.0g

［材料］（1人分）

玉ねぎ　30 g
パン粉　5 g
牛乳　8 g
牛豚合いびき肉（5：5）　60 g
溶き卵　20 g
ナツメグ　少々
塩　薬味スプーン1杯
こしょう　少々
サラダ油　2 g
ハンバーグソース（市販のもの）　5 g
キャベツ　30 g
にんじん　10 g
もやし　20 g
サラダ油　2 g
塩　ひとつまみ .
こしょう　少々

［作り方］

①玉ねぎはみじん切りにする。パン粉は牛乳でふやかす。
②ボウルにひき肉、①、卵、ナツメグ、塩、こしょうを入れて、手でよく混ぜる。
③②を丸く形を整えて、サラダ油を熱したフライパンで焼き、ハンバーグソースをかける。
④付け合わせを作る。キャベツはざく切りに、にんじんは 3 ～ 4cmの棒状に切り、それぞれ下ゆでする。サラダ油を熱したフライパンでキャベツ、にんじん、もやしを炒め、塩・こしょうで味を調える。

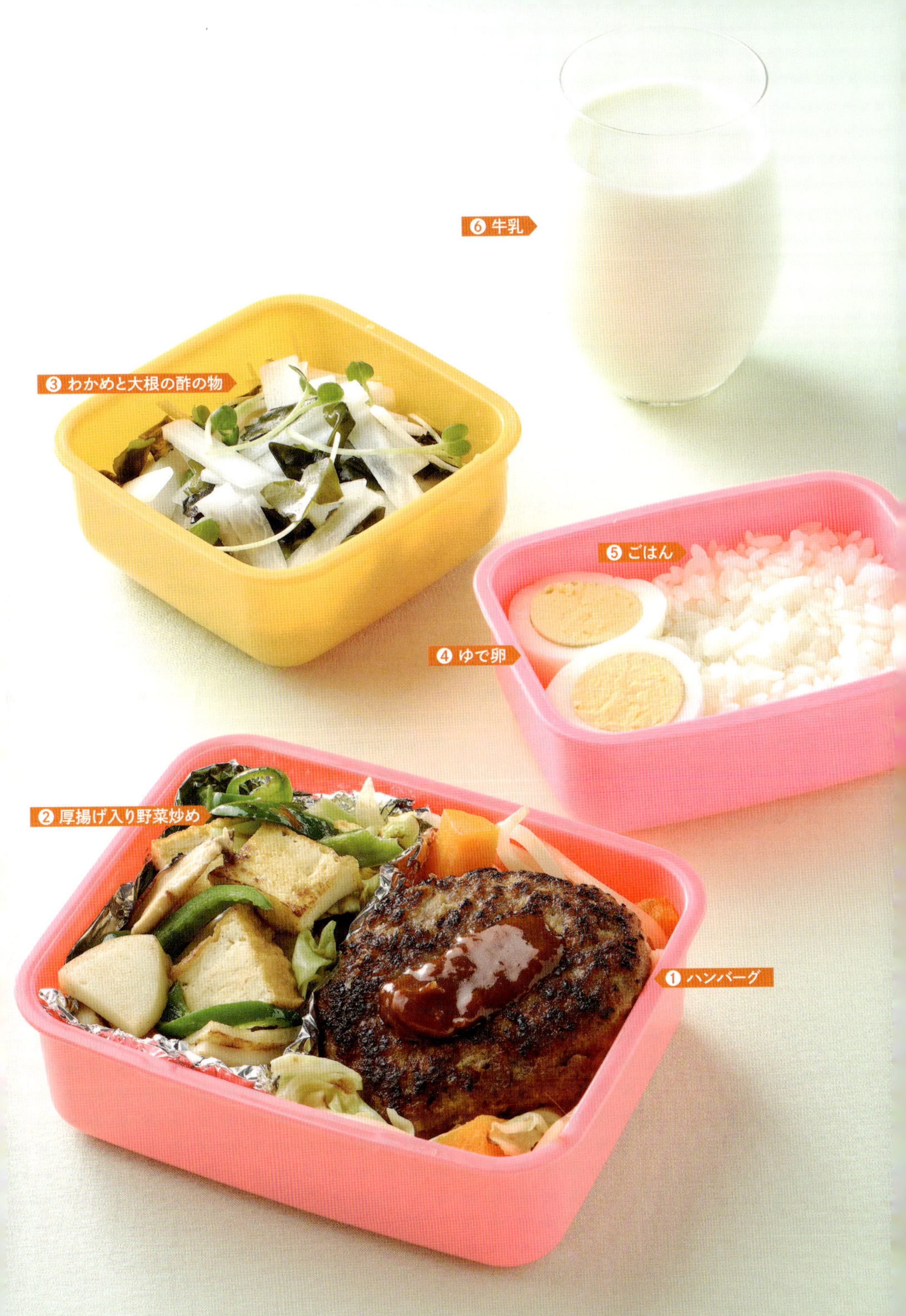
❻ 牛乳
❸ わかめと大根の酢の物
❺ ごはん
❹ ゆで卵
❷ 厚揚げ入り野菜炒め
❶ ハンバーグ

BENTO 3

エネルギー **825** kcal　糖質 **76.1** g　食塩 **2.9** g

❶ カジキのフライ

エネルギー：289kcal　糖質：14.6g　食塩：0.7g

［材料］（1人分）

カジキ（切り身）　80ｇ
塩　少々
こしょう　少々
小麦粉　10ｇ
溶き卵　10ｇ
パン粉　10ｇ
揚げ油　適量
キャベツ　40ｇ
ブロッコリー　20ｇ
しょうゆ　3ｇ

［作り方］

①カジキは塩・こしょうで下味をつけ、小麦粉、溶き卵、パン粉の順に衣をつけて中温の油で揚げる。

②せん切りにしたキャベツと、小房に分けてゆでたブロッコリーを付け合せる。フライと野菜用にしょうゆを添える。

❷ けんちん煮

エネルギー：57kcal　糖質：7.4g　食塩：0.8g

［材料］（1人分）

大根　40ｇ
にんじん　10ｇ
生椎茸　15ｇ
ちくわ　20ｇ
刻み揚げ　2ｇ
水　適量（約150mℓ）
A
　しょうゆ　3g
　砂糖　1.5ｇ
片栗粉　1ｇ

［作り方］

①大根、にんじん、椎茸、ちくわは乱切りにする。

②鍋に大根とにんじんと、具材がかぶるくらいの水を入れて火にかけ、野菜がやわらかくなったら椎茸とちくわ、刻み揚げも加えて煮る。

③全体に火が通ったら、Aを加え、同量の水（分量外）で溶いた片栗粉を加えてとろみをつける。

❸ ハム入りナムル

エネルギー：56kcal　糖質：2.4g　食塩：0.5g

［材料］（1人分）

ロースハム　15ｇ
白菜　40ｇ
にら　10ｇ
もやし　30ｇ
A
　しょうゆ　1g
　酢　5ｇ
　砂糖　1ｇ
　ごま油　1ｇ

［作り方］

①ハムと白菜は短冊切りにし、にらは4～5cmの長さに切る。白菜とにら、もやしをゆでて水気をきる。

②①をAで和える。

❹ トマトソースのオムレツ

エネルギー：121kcal　糖質：5.3g　食塩：0.7g

［材料］（1人分）

卵　50ｇ（約1個）
牛乳　6ｇ
こしょう　少々
バター　2ｇ
玉ねぎ　40ｇ
しめじ　10ｇ
サラダ油　2ｇ
A
　トマト水煮（缶）　30ｇ
　ケチャップ　5ｇ
　コンソメ　1ｇ
　こしょう　少々
　水　15mℓ

［作り方］

①ボウルに卵を溶き、牛乳とこしょうを加えてよく混ぜる。

②バターを熱したフライパンで①を焼いてオムレツを作る。

③サラダ油を熱した小鍋かフライパンで薄切りにした玉ねぎを炒め、しんなりしたら石づきを取ってほぐしたしめじ、Aを加えて濃度がつくまで煮詰める。

④オムレツに③を添える。

❺ ごはん

エネルギー：168kcal　糖質：36.8g　食塩：0.0g

［材料］（1人分）

ごはん　100g

❻ 牛乳

エネルギー：134kcal　糖質：9.6g　食塩：0.2g

［材料］（1人分）

牛乳　200mℓ

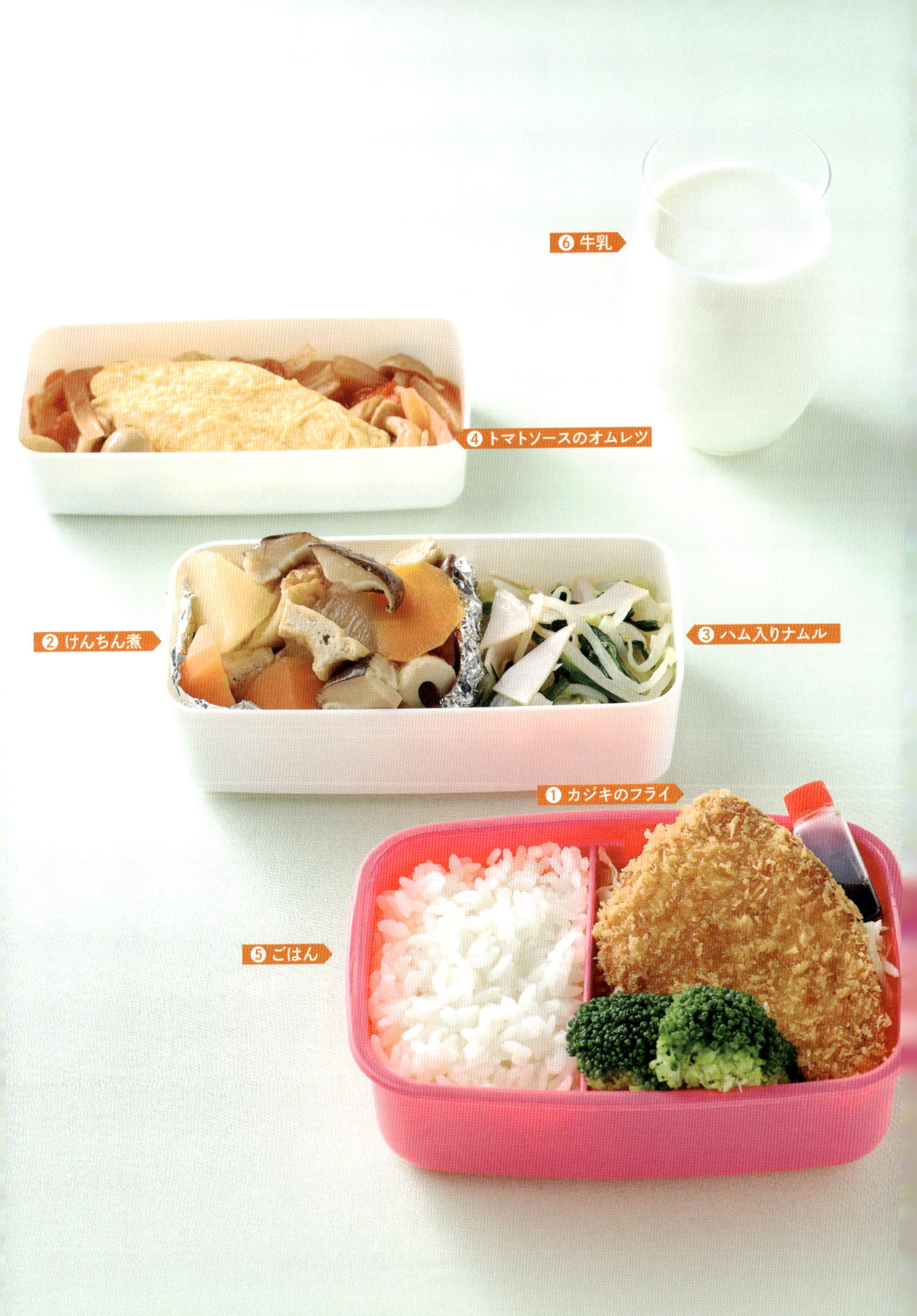
❻ 牛乳
❹ トマトソースのオムレツ
❷ けんちん煮
❸ ハム入りナムル
❶ カジキのフライ
❺ ごはん

糖質制限ダイエット Q & A

Question

仕事が忙しく自炊する時間がありません。

Answer

そんなときは コンビニ食がおすすめ。

最近のコンビニ食はお惣菜パックが充実していて、主食を減らした糖質制限が実践しやすいといえます。たんぱく質のおかずに、サラダ、ミニサイズの豆腐やチーズ、もずく、ゆで卵など、糖質の少ないものばかりを選んで買うことができます。コンビニ名物のおでんも、選び方によってはおすすめ。卵や大根、こんにゃく、つくねなどは OK ですが、じゃがいもや餅巾着は NG です。

Question

朝が苦手で朝食を食べる時間がありません。

Answer

朝食を抜くと糖の吸収率が上がるので注意を。

朝食を抜くと、1食分のカロリーが減りますから当然痩せます。しかし、1食抜くことで糖の吸収率が上がると指摘されているのも事実。抜いた後に、ごはんやパンを食べるのは NG です。まずは野菜やたんぱく質など、糖の吸収を阻害するものから食べ、ごはんやパンは最後に食べるようにしましょう。

Part 3

糖質制限
ダイエットに効く
運動

理学療法士が提案！

松代《まつしろ》式トレーニングメソッド

効果的な運動で効率的に痩せましょう。

有酸素運動を効果的に行いましょう

運動だけで痩せるのは難しいのですが、効果的に行えば成果はあらわれます。ここでは、食事療法にプラスして行っていただきたいトレーニングを紹介します。

トレーニングを行う目的は、ふたつあります。**エネルギーや脂肪を消費させて痩せること**と、筋力をつけて基礎代謝を上げ、**太りにくい体を作ること**です。

本書では、特別な準備がなくてもすぐに取り組めるトレーニングを紹介しています。用意するのはやる気と水分だけ。自分に合ったペースで行ってください。

成功のための３つのポイント

安全に

激しすぎる運動は体を壊してしまい逆効果に。また、痛みを感じたらすぐに中止してください。

効果的に

食後 20 分を経過してから行いましょう。次ページのやり方が基本ですが、時間や場所がないときは、ゆか上運動を省略しても可。

継続的に

頑張りすぎて三日坊主にならないように。週3～4日でもよいので続けることが大切です。

トレーニングのやり方

1

ストレッチ　P96

ウォーミングアップ（準備運動）をしっかり行いましょう。寝転ぶスペースがないときは、P 106 のストレッチをお試しください。

2

ゆか上運動　P98

横になった姿勢で行います。簡単そうに見えて、意外ときついトレーニングです。

3

インターバル速歩　P104

通勤や買い物のついでにもできるトレーニングです。

4

ストレッチ　P96

最初と同じストレッチをして体をクールダウンさせます。

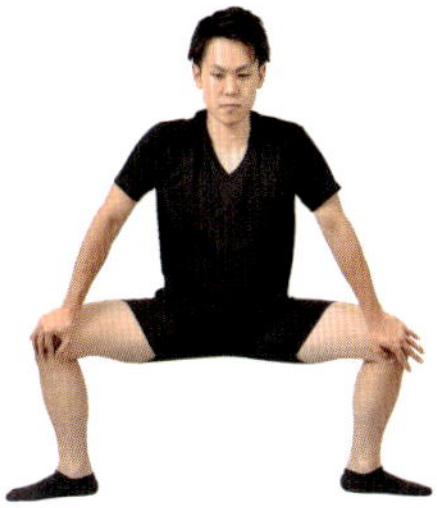

Point!

必ず水分補給をしながら行いましょう。

トレーニング 1

ストレッチ

けがを予防するために、ウォーミングアップと
クールダウンの運動は必要不可欠です。

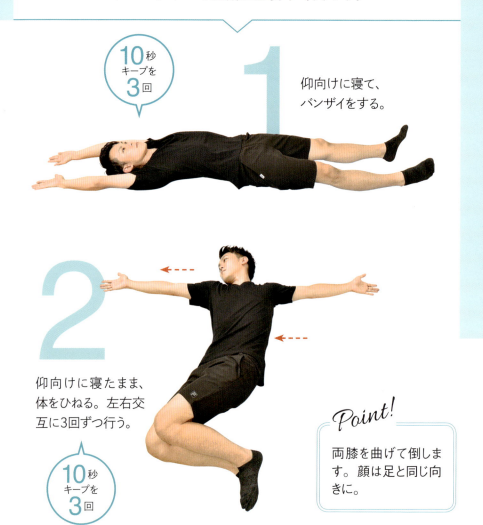

10秒
キープを
3回

1

仰向けに寝て、
バンザイをする。

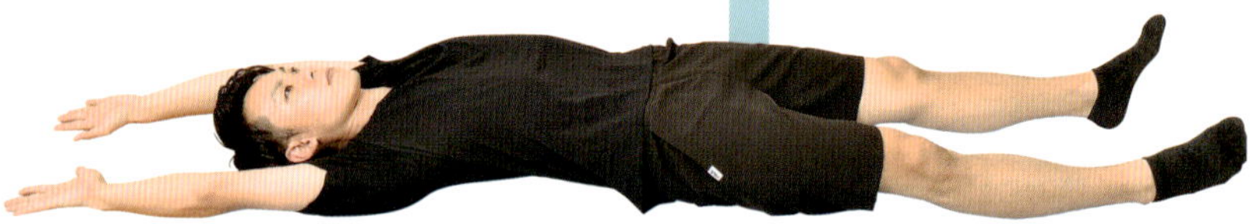

2

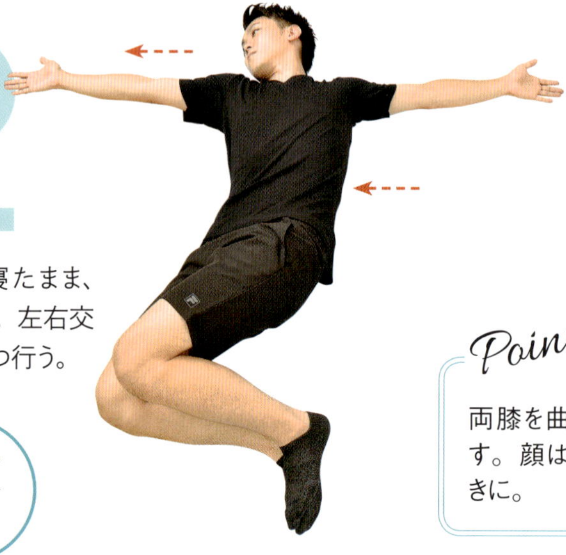

仰向けに寝たまま、
体をひねる。左右交
互に3回ずつ行う。

10秒
キープを
3回

Point!

両膝を曲げて倒しま
す。顔は足と同じ向
きに。

10秒
キープを
3回

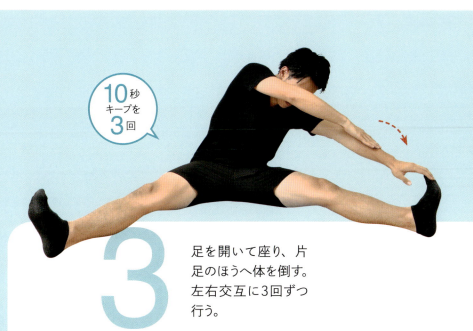

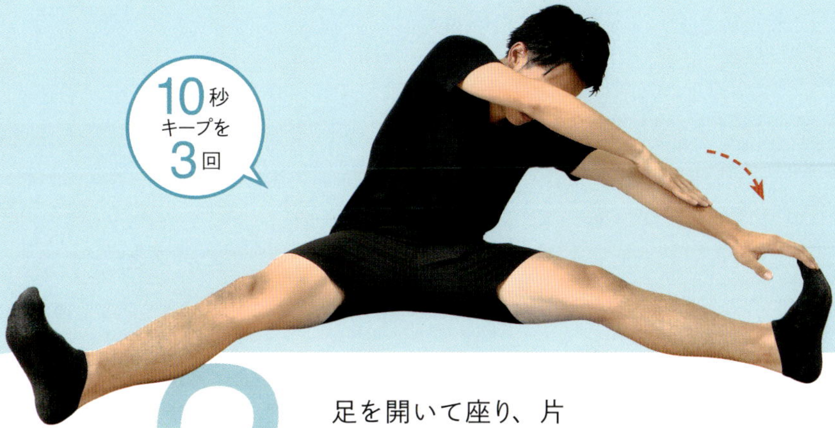

3

足を開いて座り、片足のほうへ体を倒す。左右交互に3回ずつ行う。

10秒
キープを
3回

4

足の裏をつけて、股を開き、軽く押す。

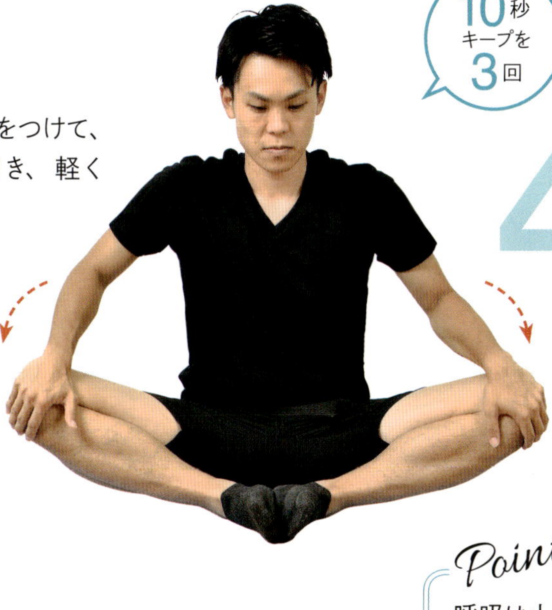

Point!

呼吸は止めずに行いましょう。

トレーニング2

ゆか上運動

本格的なトレーニングスタート！
リラックスして行いましょう。

[基本姿勢]

仰向けになり、ゆっくり息を吐きながらお腹を凹ませ、その状態をキープ。呼吸は続ける。

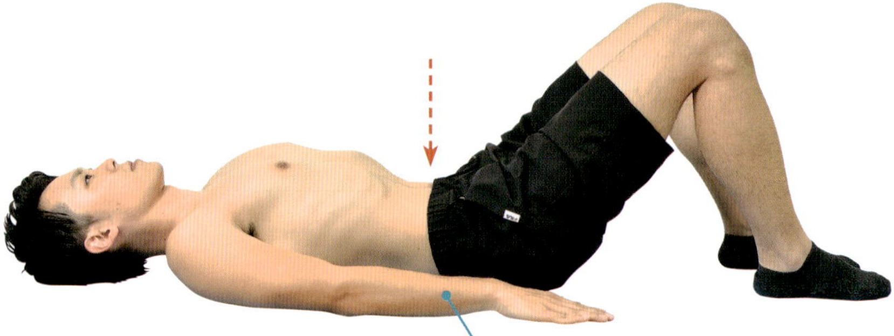

手は両脇にそっと置く。

Point!

お腹を凹ませるのがつらい人は、無理せずに。徐々にできるようにしましょう。

※お腹を凹ませることがわかるように上着を脱いで撮影しています。実際運動する際には脱ぐ必要はありません。

1

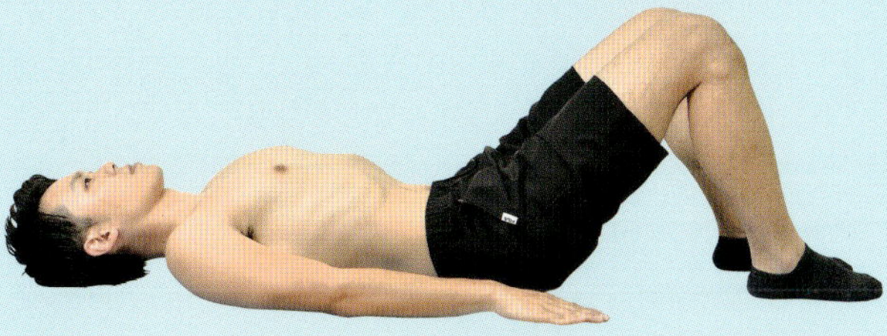

お腹を凹ませたままで太ももを上げる。左右の足を交互に行い、片足 10 回ずつを 1 セットとする。

3 セット

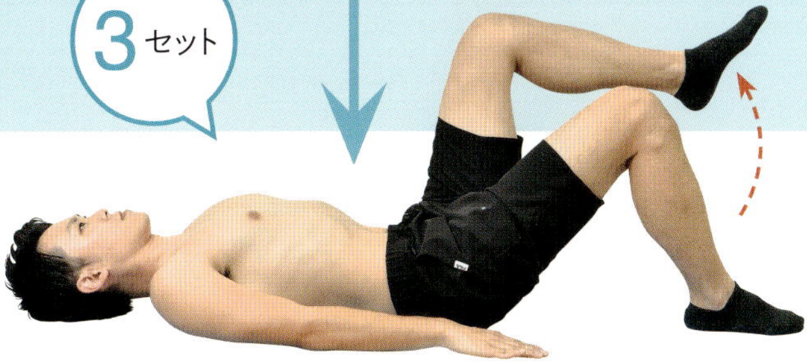

2

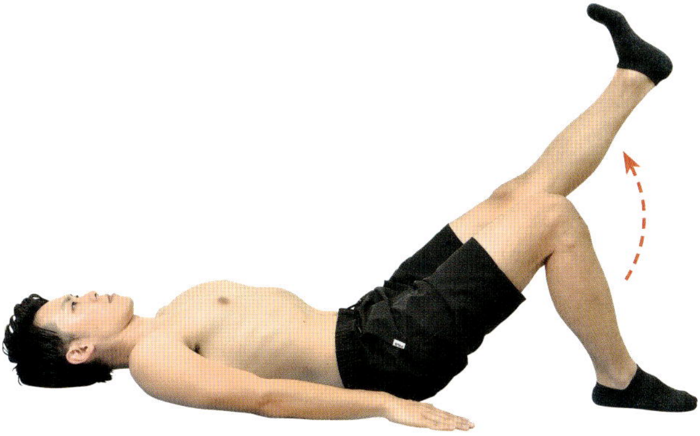

お腹を凹ませたまま、膝を伸ばす。左右の足を交互に行い、片足 10 回ずつを 1 セットとする。

Point!

腰が床から上がらないようにしましょう。

3 セット

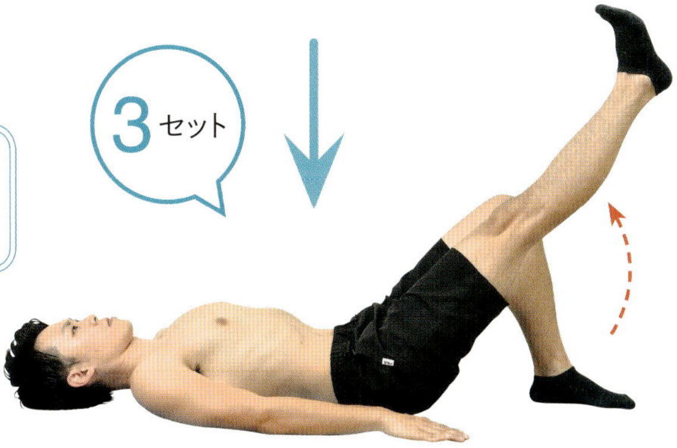

トレーニング 2 ゆか上運動

3

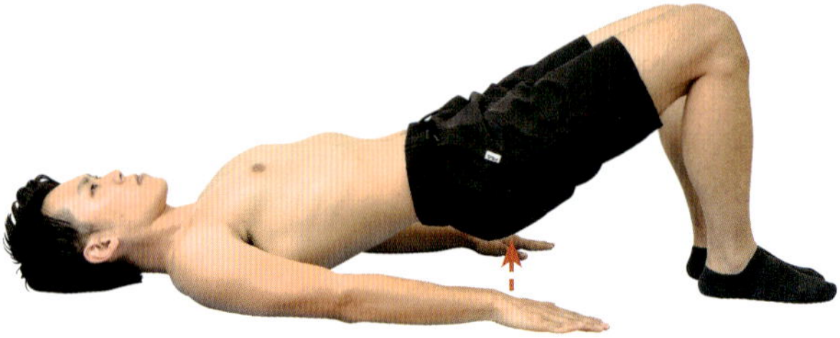

お腹を凹ませたまま、腰を持ち上げて膝を伸ばす。左右の足を交互に行い、片足 10 回ずつを 1 セットとする。

Point!

足を上げすぎて腰を痛めないようにしましょう。

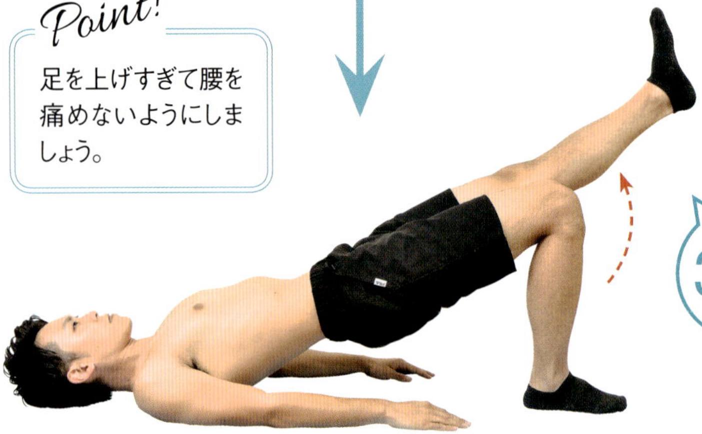

3 セット

NG

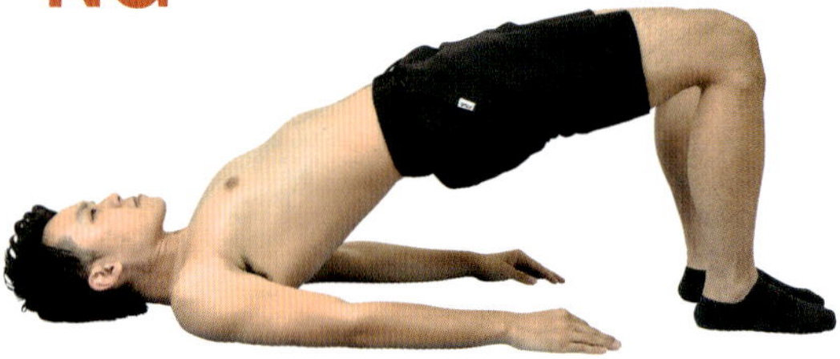

腰をそらさないように気をつけて。

4

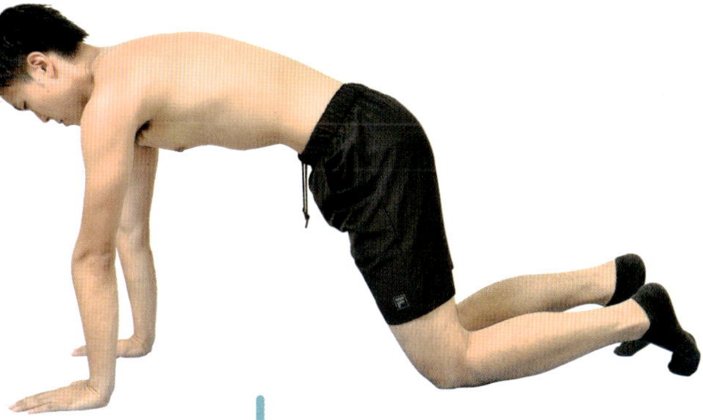

四つ這いになり、お腹を凹ませる。そのまま足を上げる。左右の足を交互に行い、片足10回ずつを1セットとする。

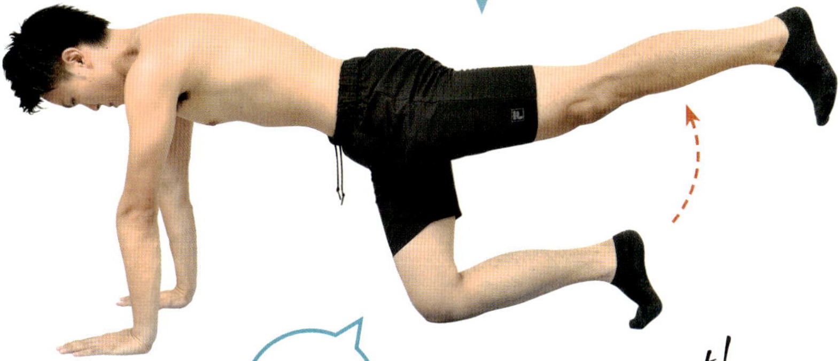

3セット

Point!

床と平行になるぐらいまで上げます。

NG

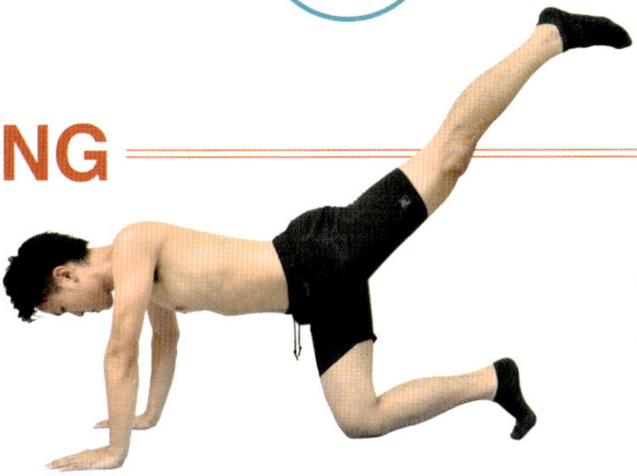

腰をそらしたり、お尻を持ち上げないように。

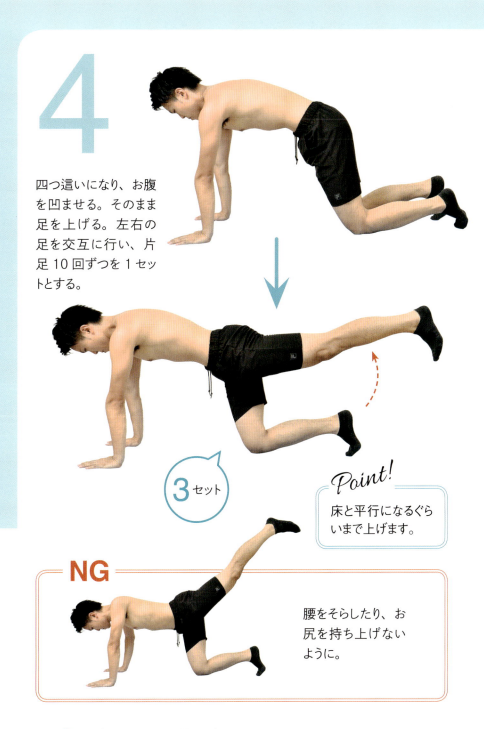

トレーニング2 ゆか上運動

5

四つ這いでお腹を凹ませたまま、腕をまっすぐ上げる。左右の腕を交互に行い、片腕10回ずつを1セットとする。

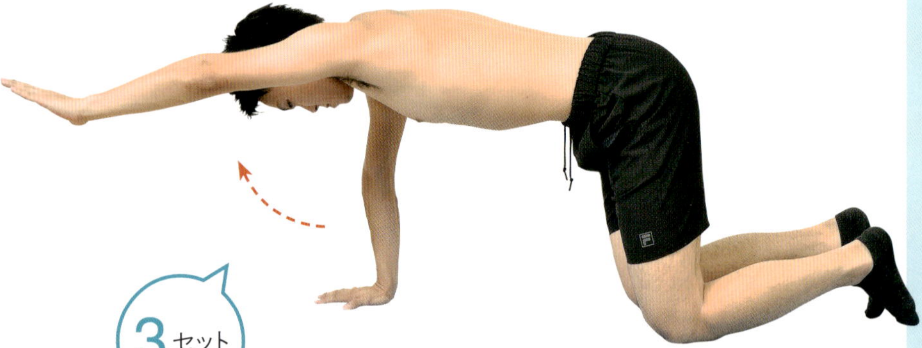

3セット

Point!

顔は下を向いたままで。

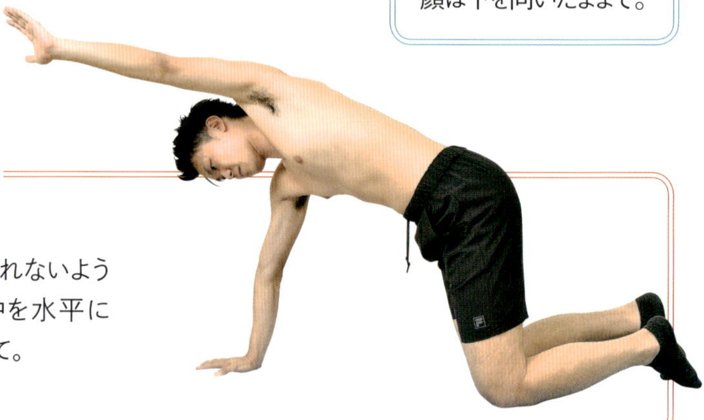

NG

体がねじれないように、背中を水平にキープして。

6

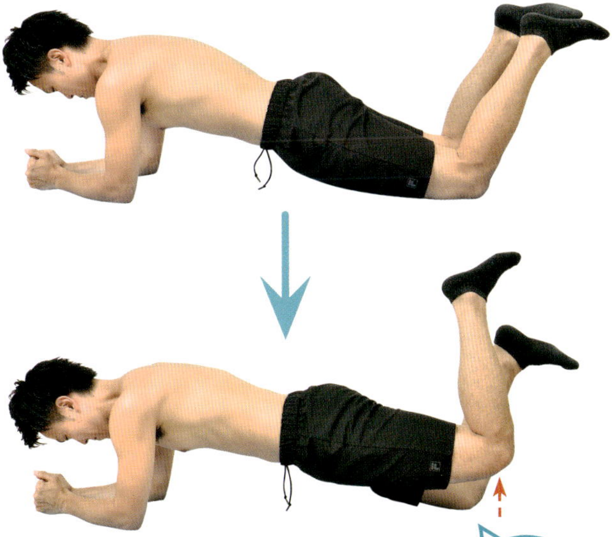

肘を床につけ、90度に曲げる。膝も床につける。お腹は凹ませる。その姿勢で膝を90度に曲げて持ち上げる。左右の足で行い、片足10回ずつを1セットとする。

3セット

7

肘を床につき、体と顔を正面に向けて横になる。お腹を凹ませ、上側の足を持ち上げる。片足で10回行ったら、向きを変えて反対の足を上げる。左右10回ずつで1セット。

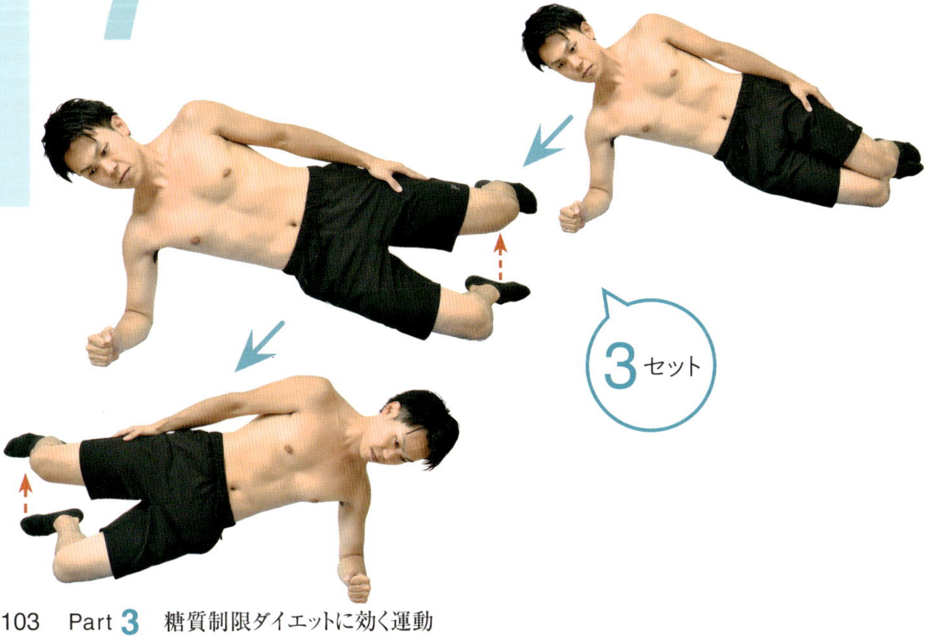

トレーニング3

インターバル速歩

スタスタ歩き(速歩)とゆっくり歩きを繰り返すことで、
効率的に筋力・持久力が上がります。

[基本フォーム]

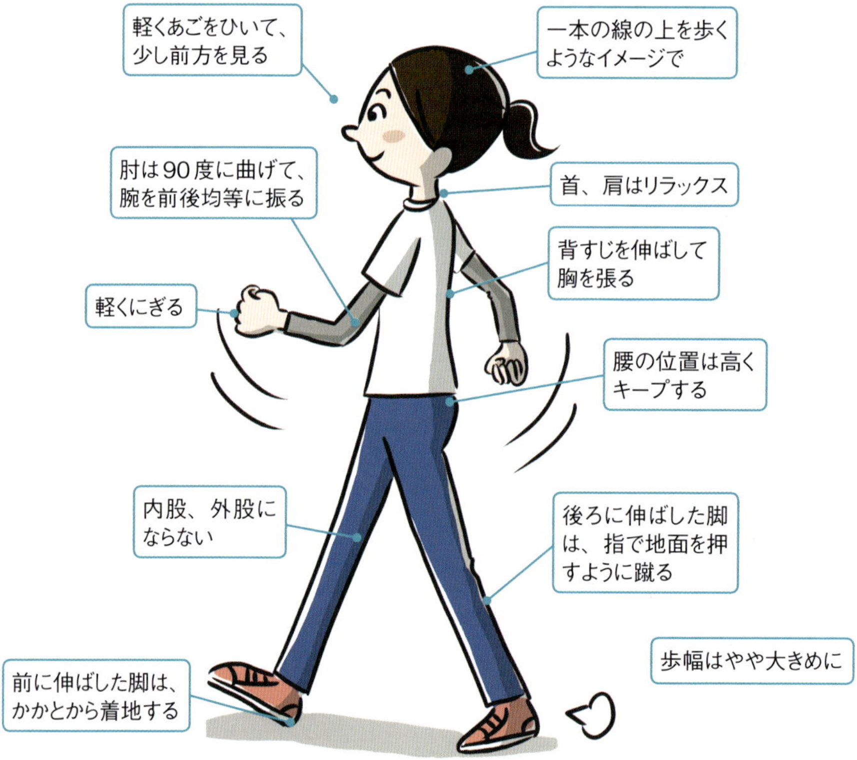

軽くあごをひいて、少し前方を見る
一本の線の上を歩くようなイメージで
肘は90度に曲げて、腕を前後均等に振る
首、肩はリラックス
背すじを伸ばして胸を張る
軽くにぎる
腰の位置は高くキープする
内股、外股にならない
後ろに伸ばした脚は、指で地面を押すように蹴る
歩幅はやや大きめに
前に伸ばした脚は、かかとから着地する

出典：NPO 法人熟年体育大学リサーチセンター．「インターバル速歩」．〈http://www.jtrc.or.jp/interval/〉．

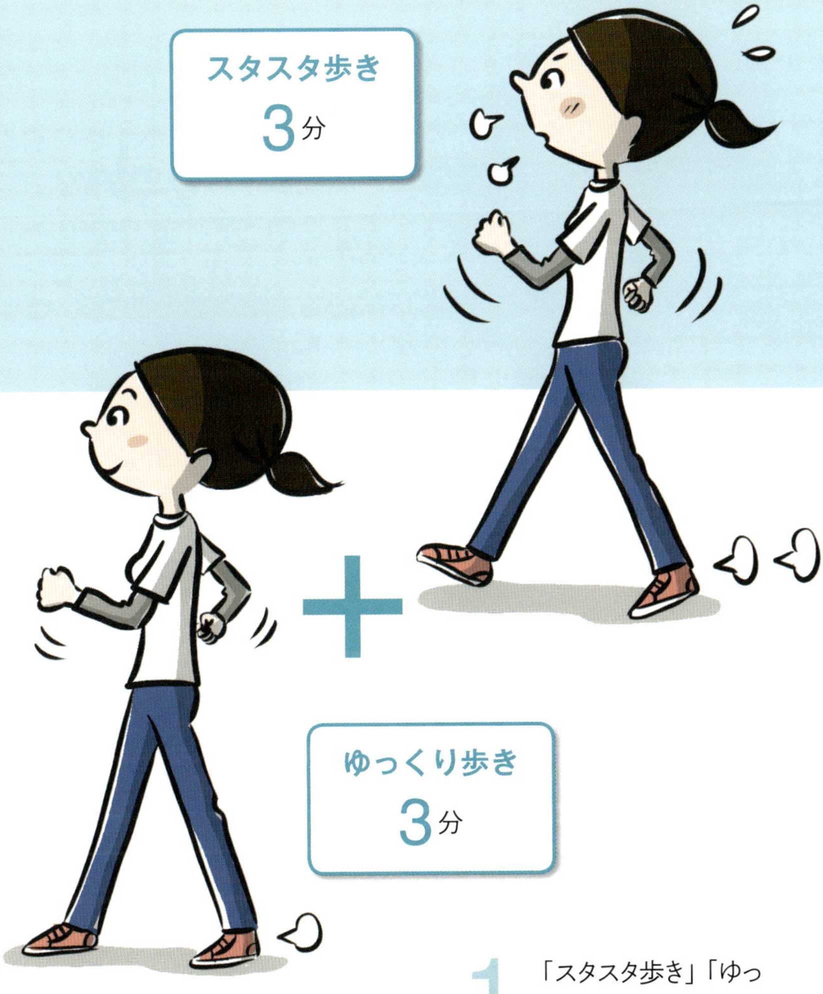

1. 「スタスタ歩き」「ゆっくり歩き」の各3分ずつで1セット。1日5セットを目標に。
2. 速歩きの目安は息がはずむぐらい。
3. 週4日ぐらい行うのを目安に。

Point!

インターバル速歩以外にも、ランニング、水泳、自転車こぎでも同等の効果が期待できます。1つの運動だけでは飽きてしまう、という方はいくつかお試しください。

プラスαの運動

場所がなくてもできるストレッチ

仰向けになるスペースがない方に、
立ったままでもできるストレッチをご紹介します。

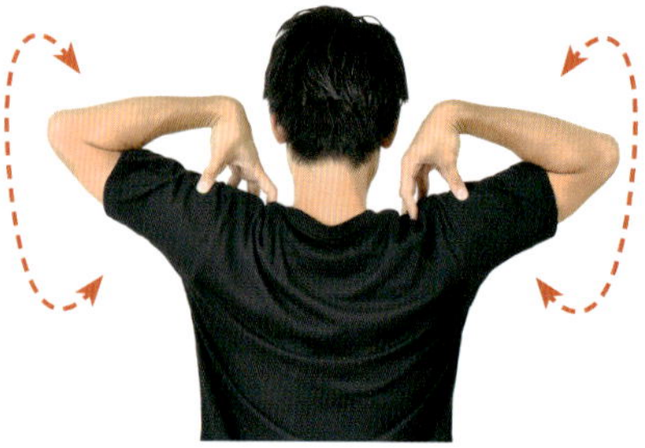

3セット

1

両肩に手を置き、肘で円を描くように肩甲骨をゆっくりと回す。前回し、後ろ回し各10回で1セット。

3回

2

脚を肩幅より少し広く開き、そのまま腰を落として、股関節を広げる。10秒キープ。

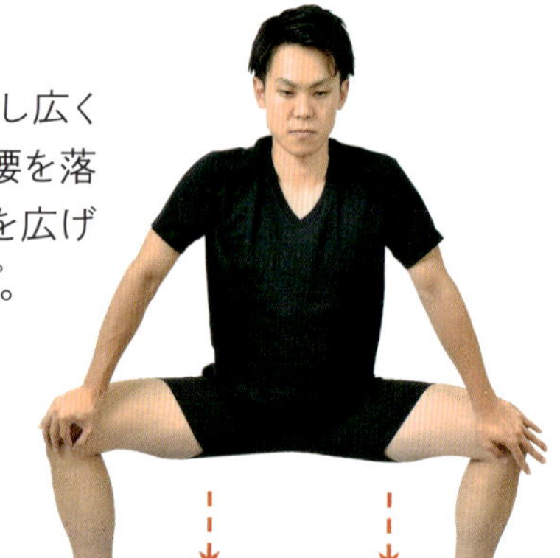

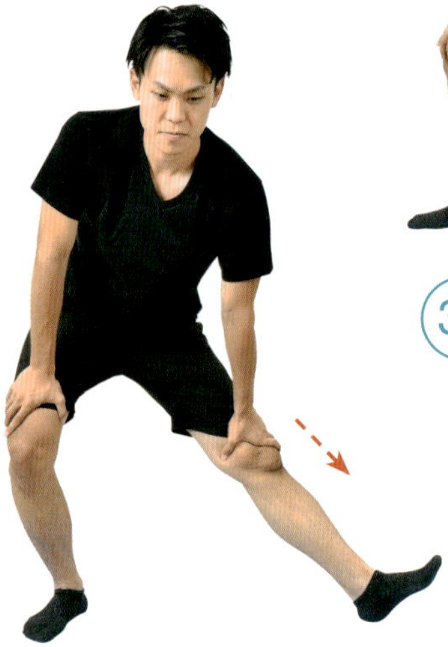

3回

3

脚を肩幅より少し広く開き、腰を落として片足をしっかり伸ばして10秒キープ。つま先を天井に向けるように。両足3回ずつ行う。

3回

4

壁などに手をつけて立ち、片足の甲を持って膝を曲げて10秒キープ。足の前側の筋肉を伸ばす。両足3回ずつ行う。

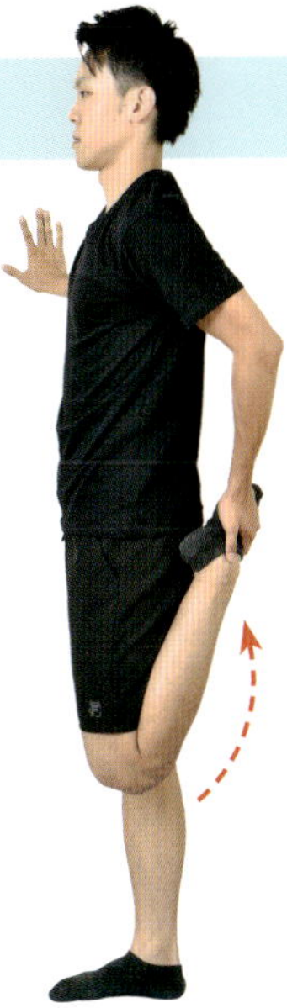

3回

5

腰に手を添え、片足を一歩前に出し、もう一方の脚のアキレス腱を伸ばして10秒キープ。両足3回ずつ行う。

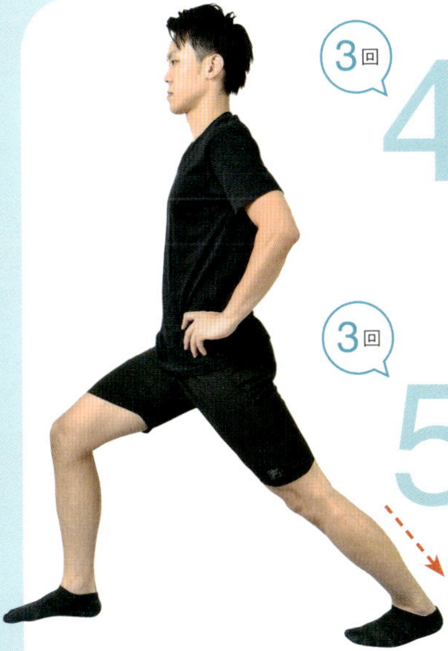

3回

6

足首をしっかり倒して10秒キープ。両足3回ずつ行う。ひねりすぎないように注意。

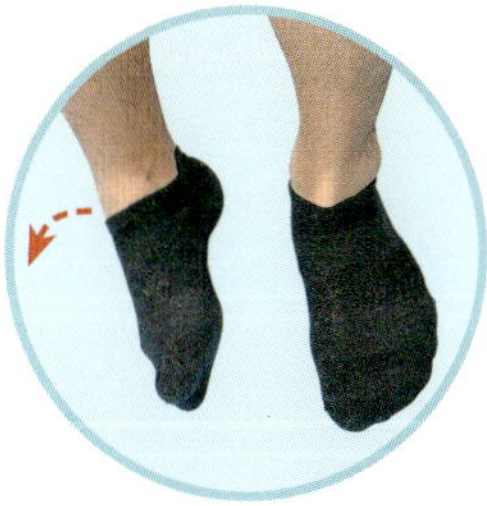

膝が痛い人のためのトレーニング

変形性膝関節症などで膝に痛みがある人におすすめのトレーニングです。
マット運動やインターバル速歩の代わりに行います。

15分

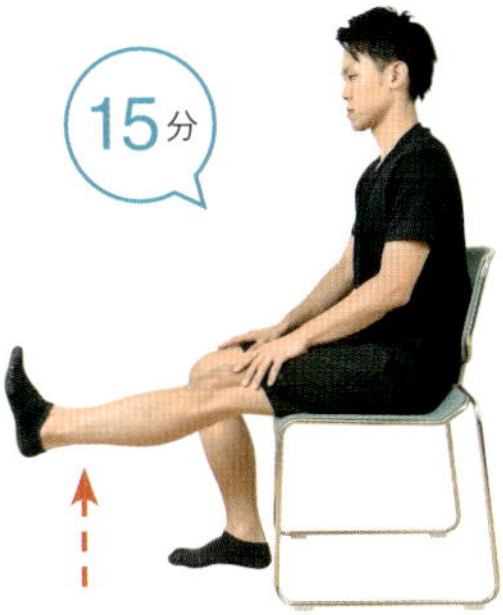

背すじを伸ばしていすに座り、膝をできるだけ真っ直ぐに伸ばして上に上げ、10秒キープ。左右の足を交互に行う。

Point!

足先にグッと力を入れると負荷がかかります。足首に1～2kgの重りをつけてもOK。

糖質量早見表

おもな食品の可食部100gあたりの糖質量とエネルギー量を紹介しています。
よく使用するものは1個あたりの目安量を出して覚えておくと便利です。

参考文献:『七訂食品成分表2018』香川明夫監修(女子栄養大学出版部)

*糖質量は参考文献に掲載の炭水化物量から食物繊維総量を差し引いて算出したものです。 *肉類は国産、脂身つき、鶏肉は若鶏の場合。

	食品名	糖質(g)	エネルギー(kcal)
豆類	生揚げ(厚揚げ)	0.2	150
	がんもどき	0.2	228
	凍り豆腐(乾)	1.7	536
	挽き割り納豆	4.6	194
	おから(生)	2.3	111
	豆乳	2.9	46
野菜類	アスパラガス	2.1	22
	さやいんげん	2.7	23
	えだまめ(ゆで)	4.3	134
	さやえんどう	4.5	36
	スナップエンドウ	7.4	43
	グリーンピース	7.6	93
	オクラ	1.6	30
	かぶ(根)	3.1	20
	西洋かぼちゃ	17.1	91
	カリフラワー	2.3	27
	キャベツ	3.4	23
	きゅうり	1.9	14
	ごぼう	9.7	65
	小松菜	0.5	14
	ししとう	2.1	27
	春菊	0.7	22
	ズッキーニ	1.5	14
	セロリ	2.1	15
	ぜんまい(生、ゆで)	0.6	21
	そらまめ	12.9	108
	大根	2.7	18
	切り干し大根(乾)	48.4	301
	たけのこ(ゆで)	2.2	30
	玉ねぎ(りん茎)	7.2	37
	チンゲン菜	0.8	9

	食品名	糖質(g)	エネルギー(kcal)
主食	ごはん(精白米)	36.8	168
	ごはん(玄米)	34.2	165
	もち	50.3	234
	食パン	44.3	260
	ロールパン	46.6	316
	フランスパン	54.8	279
	ライ麦パン	47.1	264
	クロワッサン	42.1	448
	ぶどうパン	48.9	269
	ベーグル	52.1	275
	干しうどん(乾)	69.5	348
	うどん(ゆで)	20.8	105
	干しそば(乾)	63.0	344
	そば(ゆで)	24.0	132
	そうめん(乾)	70.2	356
	中華めん(蒸)	36.5	198
	スパゲッティ・マカロニ(乾)	71.2	379
	コーンフレーク	81.2	381
いも類	じゃがいも	16.3	76
	さつまいも	30.3	140
	さといも	10.8	58
	ながいも	12.9	65
	はるさめ(乾)	85.4	350
	板こんにゃく	0.1	5
	しらたき	0.1	6
豆類	黄大豆(国産、ゆで)	1.8	176
	きな粉(全粒、黄大豆)	10.4	450
	木綿豆腐	1.2	72
	絹ごし豆腐	1.7	56
	焼き豆腐	0.5	88
	油揚げ	0.0	410

	食品名	糖質（g）	エネルギー（kcal）
果実類	西洋なし	12.5	54
	パインアップル（生）	12.5	53
	バナナ	21.4	86
	ぶどう（皮つき）	16.0	64
	干しぶどう	76.6	301
	メロン（露地、緑）	9.9	42
	もも	8.9	40
	りんご（皮つき）	14.3	61
	レモン	7.6	54
きのこ類	えのきたけ	3.7	22
	きくらげ（乾）	13.7	167
	しいたけ（生）	1.5	19
	しいたけ（乾）	22.4	182
	ぶなしめじ	1.3	18
	なめこ	2.0	15
	エリンギ	2.6	19
	まいたけ	0.9	15
	マッシュルーム	0.1	11
	まつたけ	3.5	23
藻類	焼のり	8.3	188
	味付けのり	16.6	359
	塩昆布	23.9	110
	干しひじき（乾）	6.6	149
	もずく（塩蔵、塩抜き）	0.0	4
	わかめ（乾）	8.6	117
魚介類	あじ（まあじ）	0.1	126
	いわし（まいわし）	0.2	169
	うなぎ（かば焼き）	3.1	293
	かじき（めかじき、皮なし）	0.1	153
	かつお	0.1	114
	さけ（しろさけ）	0.1	133
	イクラ	0.2	272
	さば（まさば）	0.3	247
	さんま	0.1	318
	たい（まだい、天然）	0.1	142
	たら（まだら）	0.1	77

	食品名	糖質（g）	エネルギー（kcal）
野菜類	スイートコーン（缶詰）	14.5	82
	トマト	3.7	19
	ミニトマト	5.8	29
	ホールトマト（缶詰）	3.1	20
	なす	2.9	22
	にがうり	1.3	17
	にら	1.3	21
	にんじん	6.5	39
	根深ねぎ	5.8	34
	葉ねぎ	3.3	30
	白菜	1.9	14
	パセリ	1.0	43
	ピーマン（青）	2.8	22
	ピーマン（赤）	5.6	30
	ピーマン（黄）	5.3	27
	ブロッコリー	0.8	33
	ほうれん草	0.3	20
	水菜	1.8	23
	根三つ葉	1.2	20
	緑豆もやし	1.3	14
	レタス	1.7	12
	サニーレタス	1.2	16
	れんこん	13.5	66
果実類	アボカド	0.9	187
	いちご	7.1	34
	いちじく	12.4	54
	柿（生）	14.3	60
	いよかん	10.7	46
	温州みかん	11.2	45
	バレンシアオレンジ	9.0	39
	グレープフルーツ（白）	9.0	38
	はっさく	10.0	45
	キウイフルーツ（緑肉）	11.0	53
	さくらんぼ（国産）	14.0	60
	すいか	9.2	37
	日本なし	10.4	43

	食品名	糖質（g）	エネルギー（kcal）
肉類	ウィンナーソーセージ	3.0	321
	焼き豚	5.1	172
	鶏手羽	0.0	210
	鶏もも肉（皮つき）	0.0	204
	鶏むね肉（皮つき）	0.1	145
	鶏ささみ	0.0	105
	鶏挽き肉	0.0	186
	鶏レバー	0.6	111
卵・乳類	鶏卵	0.3	151
	うずら卵	0.3	179
	牛乳	4.8	67
	ヨーグルト（プレーン）	4.9	62
	プロセスチーズ	1.3	339
	カマンベールチーズ	0.9	310
	クリームチーズ	2.3	346
	モッツァレラチーズ	4.2	276
	パルメザンチーズ	1.9	475
	生クリーム（乳脂肪）	3.1	433
油脂類	サラダ油（調合油）	0.0	921
	オリーブ油	0.0	921
	ごま油	0.0	921
	バター（有塩）	0.2	745
	マーガリン	0.4	769
調味料	上白糖	99.3	384
	グラニュー糖	100.0	387
	三温糖	99.0	383
	黒砂糖	90.3	356
	ガムシロップ	75.0	276
	ハチミツ	81.9	303
	メープルシロップ	66.3	257
	いちごジャム（低糖度）	47.3	197
	マーマレード（低糖度）	46.4	193
	しょうゆ（濃い口）	10.1	71
	ウスターソース	26.6	119
	中濃ソース	29.9	131
	本みりん	43.2	241

	食品名	糖質（g）	エネルギー（kcal）
魚介類	たらこ	0.4	140
	からしめんたいこ	3.0	126
	ぶり	0.3	257
	ほっけ（生）	0.1	115
	まぐろ（めばち、赤身）	0.3	130
	まぐろ油漬け（フレーク、ライト）	0.1	267
	赤貝	3.5	74
	あさり	0.4	30
	あわび（くろあわび）	3.6	83
	牡蠣	4.9	70
	ホタテ貝柱	3.5	88
	甘エビ	0.1	98
	ブラックタイガー	0.3	82
	するめいか	0.1	83
	まだこ	0.1	76
	うに	3.3	120
	かまぼこ	9.7	95
	ちくわ	13.5	121
	はんぺん	11.4	94
	さつま揚げ	13.9	139
	魚肉ソーセージ	12.6	161
肉類	牛肩ロース	0.2	411
	牛サーロイン	0.3	498
	牛バラ	0.1	517
	牛もも	0.5	259
	牛ヒレ	0.3	223
	牛挽き肉	0.3	272
	ローストビーフ	0.9	196
	スモークタン	0.9	283
	豚肩ロース	0.1	253
	豚ロース	0.2	263
	豚バラ	0.1	395
	豚ヒレ	0.3	130
	豚挽き肉	0.1	236
	ボンレスハム	1.8	118
	ベーコン	0.3	405

	食品名	糖質（g）	エネルギー（kcal）
菓子類	今川焼き	46.6	221
	カステラ	62.6	319
	みたらし団子	44.9	197
	大福もち	50.3	235
	どら焼き	55.6	284
	中華まんじゅう（肉まん）	40.3	260
	練りようかん	66.9	296
	かりんとう（黒）	75.1	440
	しょうゆせんべい	82.3	373
	あんパン	47.5	280
	カレーパン	30.7	321
	クリームパン	40.2	305
	メロンパン	58.2	366
	ソフトクリーム	20.1	146
	シュークリーム	25.3	228
	ショートケーキ（果実なし）	43.0	327
	ベイクドチーズケーキ	23.1	318
	レアチーズケーキ	22.1	364
	イーストドーナッツ	42.4	386
	アップルパイ	31.4	304
	ホットケーキ	44.1	261
	カスタードプリン	14.7	126
	コーヒーゼリー	10.4	48
	こんにゃくゼリー	15.6	66
	サブレ	71.7	465
	ポテトチップス	50.5	554
	キャラメル	77.9	433
	アーモンドチョコレート	37.2	583
	ミルクチョコレート	51.9	558
ソフトドリンク	煎茶	0.2	2
	コーヒー（無糖）	0.7	4
	紅茶（無糖）	0.1	1
	ミルクココア	74.9	412
	スポーツドリンク	5.1	21
	コーラ	11.4	46
	サイダー	10.2	41

	食品名	糖質（g）	エネルギー（kcal）
調味料	穀物酢	2.4	25
	米酢	7.4	46
	顆粒だしの素	31.1	224
	顆粒中華だし	36.6	211
	固形ブイヨン	41.8	235
	めんつゆ（ストレート）	8.7	44
	ポン酢しょうゆ	8.0	47
	焼肉のたれ	32.7	169
	トマトケチャップ	25.9	121
	マヨネーズ（全卵型）	3.6	706
	フレンチドレッシング	5.9	406
	サウザンドレッシング	8.9	416
	ごまドレッシング	17.0	360
	和風ドレッシング	5.1	198
	甘みそ	32.3	217
	淡色辛みそ	17.0	192
	赤みそ	17.0	186
	カレールー	41.0	512
ナッツ類	アーモンド（フライ、味つけ）	7.8	613
	カシューナッツ（フライ、味つけ）	20.0	576
	くり（ゆで）	30.1	167
	くるみ（いり）	4.2	674
	ごま（いり）	5.9	599
	マカダミアナッツ（いり、味つけ）	6.0	720
	バターピーナッツ	11.3	592
アルコール	清酒（純米酒）	3.6	103
	ビール（淡色）	3.1	40
	缶チューハイ（レモン風味）	2.8	52
	ワイン（白）	2.0	73
	ワイン（赤）	1.5	73
	焼酎（甲類）	0.0	206
	焼酎（乙類）	0.0	146
	ウイスキー	0.0	237
	梅酒	20.7	156
菓子類	こしあん	20.3	155
	つぶしあん	48.3	244

Staff

編集	時岡千尋　糸井千晶（ダグハウス）
表紙・誌面デザイン	門川純子（ダグハウス）
イラスト	野田節美
料理製作・スタイリング	フードアイ
撮影	村尾香織（前川医師、エクササイズ） 園田賢史（料理）

JA長野厚生連　長野松代総合病院ダイエット科監修

1週間で痩せる！自宅でできる糖質制限プログラム

2018年10月20日　第1刷発行
2019年　4月20日　第2刷発行

発行人	木本敬巳
編集	酒井きみ子
発行・発売	ぴあ株式会社 〒150-0011　東京都渋谷区東1-2-20 渋谷ファーストタワー
販売	03（5774）5248
編集	03（5774）5262
印刷・製本	株式会社シナノパブリッシング プレス

乱丁・落丁はお取替えいたします。ただし、古書店で購入したものについてはお取替えできません。
価格はカバーに表示しています。本書の無断複製・転載を禁じます。

ⓒぴあ株式会社 2018 Printed in Japan
ISBN 978-4-8356-3890-4